栄養とがん

ネスレ栄養科学会議 監修

矢ヶ崎一三
大東　肇
東口髙志
デニス ブルイエ
中島　泉
共著

建帛社
KENPAKUSHA

『栄養とがん』の刊行に寄せて

「がん」は，言うまでもなく，現在日本人に死をもたらす最大の原因である疾病です。なぜわれわれはこの疾病を克服できないのでしょうか。この問いに対しては，何通りもの答えがあるように思います。手術，放射線治療，薬剤，免疫療法——人知を集めた努力でも，なかなか克服することが難しい病気です。栄養ももちろん大きな貢献をしているはずです。糖尿病のように，食事療法が顕著な効果を示さないように見える疾患であることから，とかく，がんにおける栄養は2番目，3番目と考えられる傾向はないでしょうか。また，それは，がんが見つかるのがかなり進行してからであることと関係しているのではないでしょうか。糖尿病は罹患の早い時期に知ることができます。いわば，火に例えればマッチのうちに気付きます。しかしがんは，素人の私には，その火が障子に燃え移り，天井に火が廻ったころに初めて気づくといった印象をぬぐえません。このような大きな火を消すためには，大量の水をかけるとか，建物の一部を損壊しても，被害が広がることを防ぐ努力が必要でしょう。それでも，飛び火を防げない場合があるのでしょう。がんの火がつくのを防ぐ，がんの火が小さいうちに消し止めるという視点から考えますと，私たちの食生活が第一義的に重要なのではないかと思うことがあります。

本書は，まず，われわれが親しんでいる毎日の食事を構成する食材の中に，がんを防ぐ物質がないかという問いに対する答えを得るために努力しておられる2人の方，東京農工大学の矢ケ崎一三先生と，福井県立大学の大東　肇先生に，長い間の研究を基礎にたいへん興味深い，優れた論文を書いていただくことができました。こんなに多くの食品の中に活性のある物質が隠されているのかと驚くばかりです。先生方のご努力に敬意を表したいと思います。

また，藤田保健衛生大学の東口髙志先生には，実際に患者さんの栄養の指導をされて，高いQOLの維持に貢献しておられる成果をご執筆いただきました。この文章の背後に，先生の全力をあげたご努力があり，患者さんに喜んでもらえた時の喜びが込められており，また，患者さんの心に触れる姿が

描かれていると思います。貴重な論文をいただきました。

　ついで，スイスのローザンヌにありますネスレリサーチセンターのブルイエ先生とブラム先生には，栄養そのものによる治療の努力がいかに進められているかについて，最先端の状況を，ご自身の研究を基盤に，インパクトのある論文をご執筆いただきました。栄養学の立場からたいへん心強い考察が行われております。

　最後に，中部大学の中島　泉先生には，免疫とがんという，現在最も注目を集めている分野について，それぞれの基礎的な事項から，それを基礎として実際にがんの治療に挑んでいくという貴重な論文をご執筆いただきました。免疫もがんも，まだまだ未知の大陸というほど，われわれの知的関心を引き付ける領域です。この分野で先駆的な業績をあげておられる先生方のご努力に深甚な敬意を表したいと思います。

　全体を通読しますと，ブルイエ先生・ブラム先生が指摘しておられますように，「食物は，がんの過程のあらゆる段階，すなわちがん発生期における生体防御分子の保護から，がんを検出し，失われた筋組織の再構築を行う際の免疫系の支援にまで影響を及ぼす。代謝のサポートや免疫機能を維持するための栄養の研究においては，さまざまな分野で連携して成果をあげていく必要がある」ことを実感することができます。

　本書は，以上のように，現在研究の最前線におられる先生方のご努力の結晶ともいうべき内容の豊かなものとなりました。最先端の姿がわかりやすい形で紹介されております。この分野の研究者・学生の方々はもとより，一般の方々にも是非お読みいただきたいと考えております。

2009年3月

ネスレ栄養科学会議

理事長　野口　忠

目 次

- 『栄養とがん』の刊行に寄せて …………………………………………… i

第1章　栄養素・非栄養素によるがん細胞特性の制御

 はじめに …………………………………………………………………… 1
1. がん細胞の特性について ……………………………………………… 2
2. モデル肝がん細胞について …………………………………………… 4
3. インビトロ（*in vitro*）機能検定について ………………………… 5
4. 肝がん細胞の増殖と浸潤に対する食品成分の作用とその機構 …… 6
5. 非栄養素の肝がん細胞特性とがん性脂質異常症に対する作用 …… 8
6. 栄養素の肝がん細胞特性とがん性脂質異常症に対する作用 ……… 17
7. 食品抽出物・加工食品の肝がん細胞特性とがん性脂質異常症に対する作用 …………………………………………………………………… 21
 おわりに …………………………………………………………………… 22

第2章　食によるがん予防

 はじめに …………………………………………………………………… 31
1. 食によるがん予防：その背景と芽生え ……………………………… 32
2. 化学発がんの予防戦略 ………………………………………………… 33
3. プロモーション期を抑制する食素材や食成分
 ：筆者らの研究を例に ………………………………………………… 38
4. がん予防・現状のまとめと展望 ……………………………………… 44

第3章　がん患者に対する栄養療法

　　はじめに ……………………………………………………… 55
1. がん患者の栄養状態 ………………………………………… 55
2. 担がんおよび悪液質の代謝動態 …………………………… 57
3. がん患者の代謝・栄養管理 ………………………………… 59
4. 栄養療法とその効果 ………………………………………… 62
　　おわりに ……………………………………………………… 64

第4章　がん患者の栄養管理：カロリーを超えた視点からの考察

　　はじめに ……………………………………………………… 65
1. 慢性炎症とがんとの関係 …………………………………… 66
2. がんおよびがん治療の副作用におけるタンパク質分解の役割 …… 69
3. がんの免疫監視という仮説 ………………………………… 77
　　おわりに ……………………………………………………… 80

第5章　がんと免疫

　　はじめに ……………………………………………………… 85
1. がんの発生と進展のしくみ ………………………………… 86
2. 免疫の働きの基本 …………………………………………… 88
3. がん免疫（腫瘍免疫）とは ………………………………… 97
4. がん免疫の破綻と増強 ……………………………………… 102
5. 酸化ストレスと免疫 ………………………………………… 104
6. がん免疫と食 ………………………………………………… 105
7. 生薬を用いた実験の成績 …………………………………… 107
　　おわりに ……………………………………………………… 110

● 索　引 ………………………………………………………… 114

第1章
栄養素・非栄養素によるがん細胞特性の制御

矢ヶ崎一三

はじめに

　日本人の死因の第1位は1981年以来，今日に至るまで悪性新生物（がん）であり，第2位が心疾患，第3位が脳血管疾患である（図1-1)[1]。第2位と第3位は動脈硬化性疾患である。2007年のそれぞれの確定死亡数は，悪性新生物が33万6,468人，心疾患が17万5,539人，脳血管疾患が12万7,041人であっ

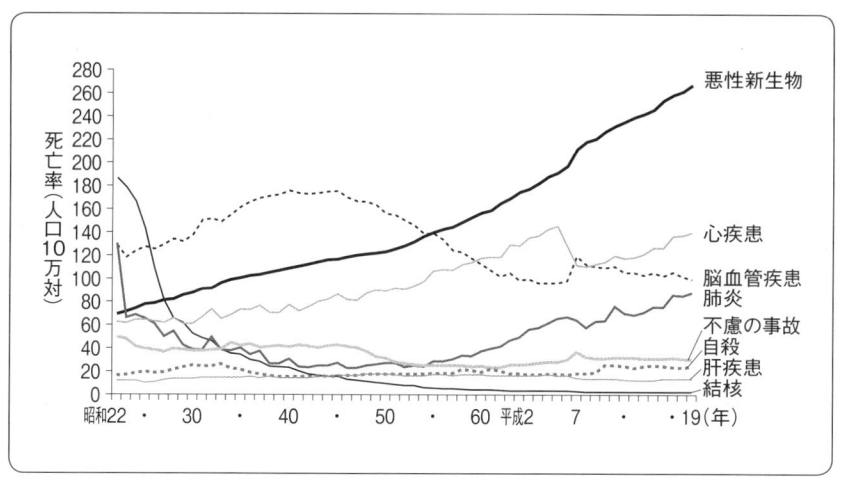

図1-1　主な死因別にみた死亡率の年次推移

文献1）より

東京農工大学大学院共生科学技術研究院

た[2]。そして、2008年のそれぞれの推定値は、34万3,000人、18万4,000人、12万6,000人であり、がんは増え続けるものと予測されている[2]。2007年の確定死亡者数は110万8,334人なので、およそ3人に1人はがんで死亡したことになる。がんは、メタボリックシンドロームと同様に典型的な生活習慣病のひとつとして知られている。生活習慣の中で、食習慣はがんの発症・進展によくも悪くも影響する。本章では、日本人はじめアジア系の人々に多い肝がんを例として、がん細胞の特性に対する食品成分（栄養素・非栄養素）の作用とその機構に関して、筆者らの知見を交えて述べることとする。

1．がん細胞の特性について

がん細胞の生物学的特性として、無限増殖性と転移性があげられる。一方、がんを担った宿主には、しばしばがん性悪液質（cancerous cachexia）が発

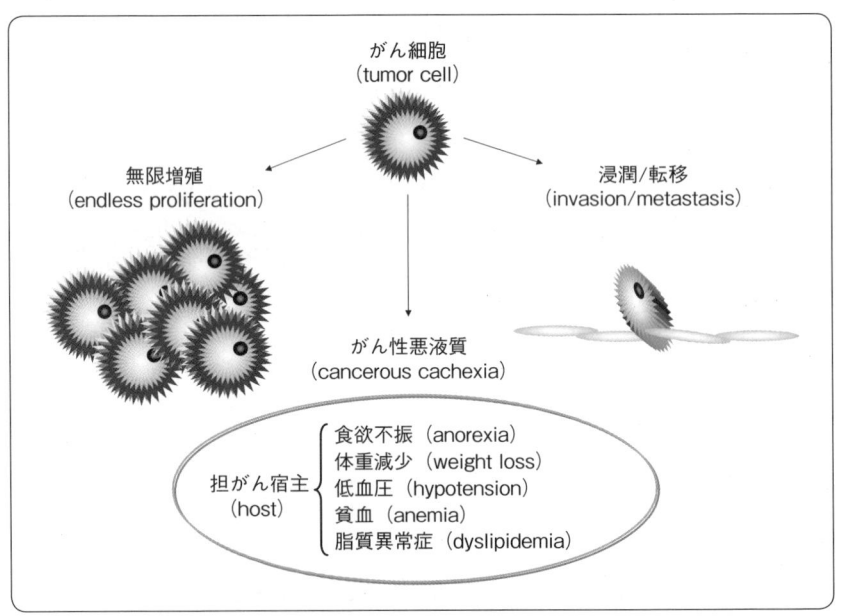

図1-2　がん細胞の特性と担がん宿主の悪液質

文献3)より改変

症し,その症状のひとつに脂質異常症がある(図1-2)[3]。この脂質異常症(高脂血症)は,動脈硬化の危険因子であるとともに,担がん宿主の生命・生活の質(QOL)を著しく低下させる要因ともなっている。

　正常細胞がもともと有しているがん遺伝子ないしがん抑制遺伝子に何らかの原因で損傷が起こって活性化や不活性化が生じると,その細胞はがん化するものと考えられている[4]。すなわち,DNAの損傷により変異が生じる初期段階(イニシエーション)と,それに続く促進段階(プロモーション)を経て発がんし,さらに浸潤・転移能を獲得する進行段階(プログレッション)を通って悪性化したがん細胞になるものと考えられている[5]。正常細胞ががん化し,転移が成立するまでの一連の過程を模式化すると図1-3のようになる[6]。これらのうち,初期および促進段階に作用して発がんを防ぐこと(一次予防)が理想的であることは言うまでもない。しかし,ひとたびがん細胞が生じた場合でもその特性を制御してがん細胞の悪性化を防ぐことによっ

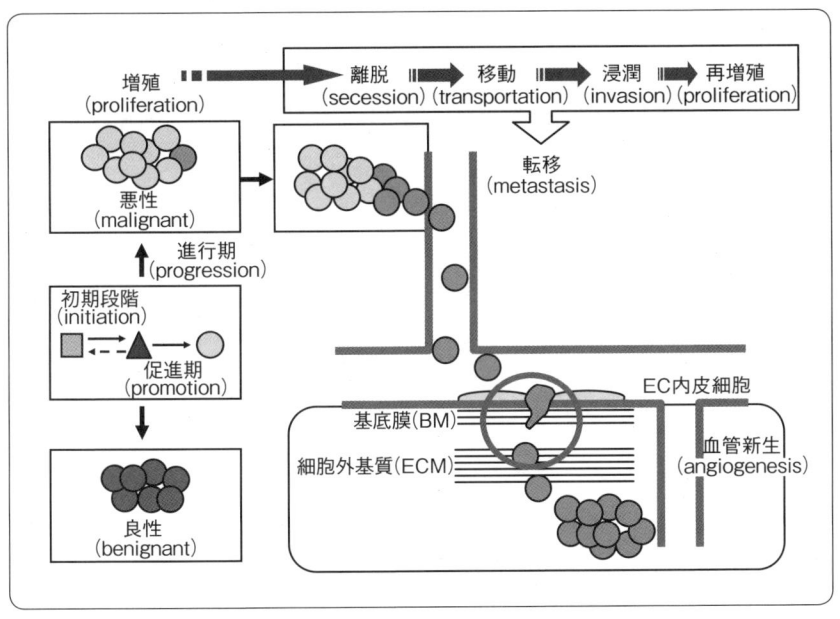

図1-3　がん細胞の増殖と転移の模式図

文献6)より改変

て，がんの顕在化を抑制（二次予防）できるかもしれない。もしそのようなことが可能であるならば，がんが発見されてから使用する薬品に比べ，日常的に摂取する食品は一次予防のみならず二次予防の観点からも有利であると考えられる。本章では，細胞ががん化する過程（イニシエーションとプロモーション）とがん化後の悪性化する過程（プログレッション）のうち，主として後者のプログレッション段階に注目し，日常摂取する食品に含まれる栄養素・非栄養素の抗がん作用について述べてみたい。

2．モデル肝がん細胞について

肝がんのモデルとして，日本において樹立されたラット由来腹水肝がん細胞AH109Aを用いた。この細胞は，呑龍系（Donryu strain）ラットから分離されたもので，培養系でよく増殖する。呑龍系ラットの腹腔内や皮下へ移植してもよく増殖し，皮下移植した場合には固形がんを形成する。興味深いことに，固形がんの成長とともに脂質異常症を発症することを，ある種の脂質代謝改善薬の開発途上で見いだした[7)-9)]。この脂質異常症においては，血清トリグリセリド（TG）濃度と血清総コレステロール（T-Ch）濃度の上昇が認められる。血清中のリポタンパク質像については，高密度リポタンパク質-Ch（HDL-Ch）濃度のわずかだが有意な低下と，超低密度＋低密度リポタンパク質-Ch［(VLDL+LDL)-Ch］濃度の著しい上昇が起こり，HDL-Chに対する（VLDL+LDL)-Chの比（動脈硬化指数，atherogenic index：AI）の著明な上昇が認められた[9)]。正常ラットに比べAH109A移植ラットでは，宿主肝臓のCh合成が亢進し，小腸からのCh吸収率に変化はなく[10)]，胆汁酸への異化・排泄が低下しており[11)]，これが血清（VLDL+LDL)-Ch濃度の上昇の要因となっていると考えられた。また，AH109A移植ラットでは，ヘパリン注射後血漿および脂肪組織，筋肉および心筋のリポタンパク質リパーゼ（LPL）活性が低下しており，これがHDL-Chの低下と高TG血症の発生要因になっているものと考えられた[11)]。すなわち，特定の疾患に付随して発生する続発性脂質異常症の格好なモデルでもあると考えられた。また，AH109A

細胞を移植した呑龍系ラットは，後述する in vitro 増殖能・浸潤能検定系で選別された有効食品成分の個体レベルでの評価系としても使える。

3．インビトロ（*in vitro*）機能検定について

　図1-3に示したように，無限増殖性を獲得したがん細胞の一部は原発巣から離脱して組織へ浸潤し，脈管系へ進入して移動後，遠隔臓器・組織の脈管で捕捉され，そこを脱出してから組織へ浸潤し，転移先臓器・組織で再び増殖するものと考えられている[12]。このとき，栄養や酸素を得るために血管新生が起こる。転移には，遠隔臓器・組織に移動するルートによって血行性転移，リンパ行性転移および体腔内に直接広がる播種性転移がある[12]。複雑ながん転移成立過程の中で，浸潤が最も重要かつ特徴的な段階であり，例えば血行性転移の場合，基底膜への接着，分解，移動（運動）の三ステップを経るものと考えられている[12]。したがって，これらのうちの少なくともひとつのステップを阻害すればがん細胞の浸潤，ひいてはがん転移を防ぎうることが期待される。

　そこで，筆者らは，AH109A細胞を用い，細胞培養系で増殖能検定系と浸潤能検定系を構築した。その方法を，図1-4に示した[6]。増殖能は，AH109A細胞を検体と培養後，[^{3}H]チミジン（^{3}H-TdR）を添加し冷酸不溶性画分（DNA画分）への放射能の取込みを測定することにより評価した。なお，検体によっては^{3}H-TdRの代わりにMTT試薬，WST-1またはWST-8試薬を添加し，生細胞によって産生される色素の吸光度を測定することにより評価した。浸潤能は，ラット腸間膜から初代培養した中皮細胞（図1-4のM-cell）がグリッド付き培養ディッシュ中でコンフルエントになったところで検体の入った実験培地に変え，中皮細胞層上へAH109Aを重層し一定時間培養した後，中皮細胞層下に潜り込んでいるAH109Aの細胞数およびコロニー数を位相差顕微鏡下で計測し，単位面積当たりの値に換算して評価した。なお，AH109A細胞は基底膜を分解する酵素（マトリックスメタロプロテアーゼ；MMPs）を自らは産生しておらず（ただし，周辺の細胞によるMMPs産生

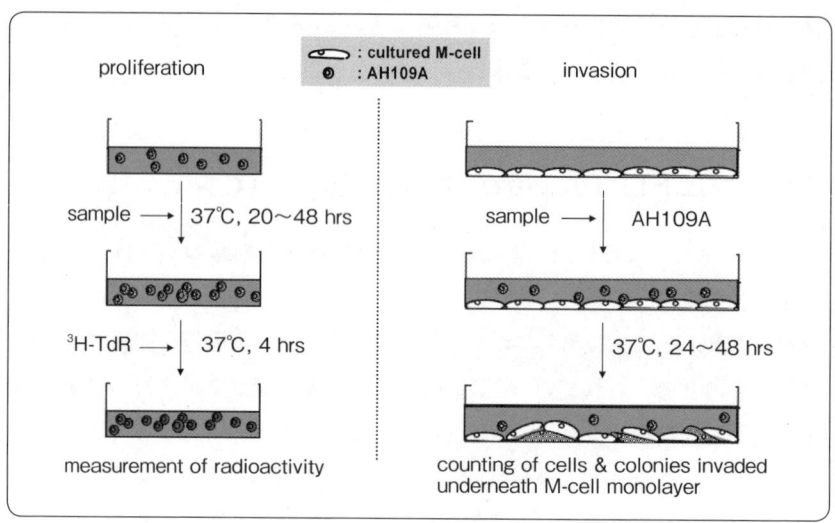

図1-4 培養肝がん細胞の増殖と浸潤の検定系

文献6)より改変

を刺激する)．したがってマトリゲルなどの人工基底膜上にがん細胞を重層する系では浸潤能測定はできない．

このような単純な機能検定系を用いて，肝がん細胞AH109Aの増殖能と浸潤能に対する各種食品成分すなわち栄養素と非栄養素の抑制効果の有無についてスクリーニングを開始した[13)-16)]。

4．肝がん細胞の増殖と浸潤に対する食品成分の作用とその機構

このような機能検定系でスクリーニングしたところ，有効性を示す成分を含む食品は3つに分類できた．すなわち，①増殖と浸潤の両者を抑制するもの（例：お茶類），②浸潤を抑制するもの（例：ニンジン），③増殖を抑制するもの（例：ニラ）に大別できた．増殖を強く阻害するものは理論的に浸潤も抑制されることになるうえに，浸潤能測定系で正しい評価ができない場合が多かったので，実際には，①増殖と浸潤の両者を抑制するものと，②浸潤

表1-1　培養肝がん細胞の増殖と浸潤に対する食品・食品因子の影響

食品因子	濃度(μM)	増殖	浸潤
carotenoids	0～20		
α-carotene, β-carotene, lycopene, β-cryptoxanthin		→	↓
zeasanthin, lutein, canthaxanthin, astaxanthin		→	↓
curcuminoids	0～20		
curcumin		→	↓
chlorogenic acid & related components	0～40		
chlorogenic acid		→	↓
caffeic acid		→	↓
quinic acid		→	↓
diterpenoids	0～120		
cafestol		↓	↓
kahweol		↓	↓
catechins	0～200		
epicatechin(EC)		→	→
epicatechin gallate(ECG)		↓	↓
epigallocatechin(EGC)		↓	↓
epigallocatechin gallate(EGCG)		↓	↓
theaflavines(TFs)		↓	↓
isoflavones	0～200		
genistein		↓	↓
daidzein		↓	↓
equol		↓	↓
stilbenoids	0～200		
resveratrol		↘	↓
piceatannol		↓	↓
lignans			
hydroxymatairesinol	0～200	↓	↓
enterolactone	0～100	↓	↓
vitamins & related components			
ascorbic acid	0～500	↘	↓
niacin (nicotinic acid, nicotinamide)	0～40	→	↓
trigonelline	0～40	→	↓
amino acids			
theanine	0～400	→	↓
glycine	0～2,000	→	↓
others			
gingerol	0～200	↓	↓
apple polyphenol extract	0～200(μg/ml)	↓	↓
fish oil-based emulsion	0～1,000(μg/ml)	→	↓

↓：inhibit, ↘：inhibit at high concentrations, →：not inhibit.

文献17)に加筆して改変

表1-2 肝がん細胞の増殖と浸潤の抑制機構

増殖抑制	浸潤抑制
アポトーシス誘導	抗酸化機能
細胞周期停止 　食品因子によって作用点が異なり， 　G_1期，S期，G_2/M期アレストがある	細胞運動因子発現抑制
	運動因子受容体リン酸化抑制
	プロスタグランジン合成抑制
宿主免疫系の賦活化 　固形がん内マクロファージのTNF-α 　産生亢進の関与	グルタミン酸受容体の介在
	グリシン輸送体の介在
血管新生の阻害	血管新生の阻害
未知の機構	未知の機構

文献67)より改変

を抑制するものとして分類した[17]。具体的に抑制作用を示す成分ないし抽出物は表1-1にまとめた。

　各論に入る前に，肝がん細胞の増殖と浸潤を抑制する機構について概略を述べておきたい。増殖能の抑制は，アポトーシス誘導，細胞周期停止，宿主免疫系の賦活化，血管新生阻害等が考えられる。一方，浸潤抑制機構は複雑で，抗酸化機能，細胞接着能，細胞運動能，細胞運動因子発現，細胞運動因子の受容体発現とそのリン酸化，プロスタグランジン（PG）合成，アミノ酸の輸送体・受容体，血管新生阻害による間接的浸潤・転移抑制等が考えられる（表1-2）。以下に述べるように，それぞれの食品成分の作用点は多様である。

5．非栄養素の肝がん細胞特性とがん性脂質異常症に対する作用

（1）お茶類

　嗜好飲料であるお茶類はカテキン類を含む。緑茶（非発酵茶），烏龍茶（半発酵茶），紅茶（発酵茶）抽出物，その中に含まれるエピカテキンガレート

(ECG)，エピガロカテキン（EGC），エピガロカテキンガレート（EGCG），テアフラビン（TFs）はいずれも増殖と浸潤を抑制した[18]。ただし，エピカテキン（EC）はどちらも抑制しなかった。しかし，EGCG，ECGまたはTFsがECと共存すると，同一濃度のEGCG，ECG，TFs単独のときよりも増殖が強く抑制された[19]。同様に，EGCGがECと共存すると，同一濃度のEGCG単独のときよりも浸潤が強く抑制された[20]。これはECがEGCG等の細胞内移行を増加させ，作用を増強していることがひとつの可能性として考えられる。言い換えれば，ECが共存するとEGCGは低い濃度でも高濃度のEGCG単独の場合と同じ程度に増殖や浸潤を抑制でき，このことから，お茶はお茶抽出物として飲用することが望ましいことが理解できる。カテキン類の増殖抑制機構はアポトーシス誘導と細胞周期のG_1アレスト[19]であり，これらは茶カテキン類をがん細胞に直接作用させても，経口投与後ラット血清をがん細胞に作用させても認められた。これらのことは，茶カテキン類が消化管から吸収され，活性を維持したまま血液中を循環し，標的がん細胞へ到達していることを意味している。なお，茶カテキン類は正常細胞にはアポトーシスを誘導しないことを確かめている[19]。カテキン類の浸潤抑制機構は，抗酸化機能によることが認められている。すなわち，活性酸素種（ROS）は浸潤能を亢進させるが，カテキン類をがん細胞に直接作用させても[20]，茶抽出物やカテキン類を経口投与したラット血清をがん細胞に作用させても[21]，ROS誘導性浸潤能亢進は抑制された。

　緑茶には，旨味成分としてテアニンというグルタミン酸誘導体が含まれている。この旨味アミノ酸を，培地へ直接添加して増殖と浸潤に対する影響を検討したところ，0～400μMの濃度範囲で用量依存的に浸潤を抑制した[22]。しかし，カテキン類とは異なり，テアニンはこの濃度範囲で増殖を抑制しなかった。そこで，浸潤抑制機構について検討した。まったく手がかりがなかったが，テアニンがグルタミン酸関連アミノ酸であることから，神経細胞のようにグルタミン酸受容体を介して浸潤抑制作用を発現しているものと仮定して解析を行った。神経細胞のグルタミン酸受容体には，N-methyl-D-aspartate（NMDA）型，非NMDA型等のあることが知られているので，そ

れぞれのアンタゴニストを用いて検討したところ，NMDA型受容体アンタゴニストであるAP-5がテアニンの浸潤抑制作用を消去することが明らかとなった[22]。テアニンを飲ませたラット血清を用いても同様な結果が得られたことから，テアニンはNMDA型受容体を介して浸潤を抑制することが示唆された。AH109A移植ラットへ緑茶粉末とテアニンを添加した飼料を摂取させると，緑茶粉末はもちろんであるが，不思議なことにテアニンも固形がんの増殖を抑制した[23]。両者はまた，転移がん重量を抑制した。細胞培養系（in vitro）では増殖抑制作用を示さなかったテアニンが，AH109A移植ラット（in vivo）で固形がん増殖を抑制した理由は不明である。ひとつの可能性として血管新生を抑制したことが考えられる[23]。なお，がん細胞であるAH109A細胞でNMDA型受容体の遺伝子が発現していることを認めている[24]。AH109A移植ラットでは，脂質異常症が生じることはすでに述べたが，緑茶粉末とテアニンは血清TGと(VLDL+LDL)-Chの上昇を抑制し，一方，HDL-Chの低下を抑制することによって担がん時のAIの上昇を抑制した。このとき，緑茶粉末とテアニンは担がんによる糞中への胆汁酸排泄低下を抑えていた[23]。このように，緑茶粉末とテアニンは抗がん作用とともに，脂質異常症を改善することが明らかとなった。

(2) コーヒー

もうひとつの嗜好飲料であるコーヒーについても検討を行った。コーヒー抽出物の代わりにインスタントコーヒー粉末（ICP）を用いると，試料調製時の抽出効率や成分の違いを気にすることなく再現性の高い実験を行うことができる[25]。そこでICPを培地へ直接添加して検討したところ，AH109Aの増殖も浸潤も用量依存的に抑制されることが見いだされた[26]。通常は肝がん細胞とICPが直接的に接触することはなく，飲用されたコーヒー中の有効成分が消化管から吸収され血流にのって標的組織や細胞へ到達するものと考えられる。そこで，ラットを一夜絶食させ，ICP水溶液を経口投与（1,000 mg/kg体重）後，経時的に採血して血清（RS）を得た。この血清を上記機能検定系の仔ウシ血清（CS）の代わりに添加し，増殖と浸潤に対する作用を

検討した。その結果，増殖も浸潤も経口投与1～3時間後に得られた血清により最も強く抑制された[26]ので，ICPの投与量を0～1,000mg/kg体重の間で変化させ投与2時間後に採血し，血清を調製した。この血清を用いて用量-作用反応を検討した結果，増殖も浸潤も投与量125mg/kg体重から有意に抑制されはじめ，250mg/kg体重まで用量依存的に抑制された。それ以上投与しても抑制の程度は変わらなかった[26]。ラットでの最小有効投与量125mg/kg体重がヒトにも適用できると仮定すると，体重60kgのヒトでは7.5gのICP飲用（コーヒーおよそ2～3カップ分）に相当し，日常飲用可能な量であると言える。

　コーヒー抽出物全体すなわちICPは増殖も浸潤も抑制することがわかったが，その作用本体はまず浸潤抑制作用を示す物質から明らかにされた。すなわち，クロロゲン酸とその構成成分であるコーヒー酸（カフェ酸）とキナ酸（クロロゲン酸はコーヒー酸とキナ酸のエステル結合したもの）が浸潤抑制成分であることがわかった[27]。また，コーヒー中の主要成分のひとつでありながらこれまで注目されてこなかったトリゴネリンも浸潤を抑制することが明らかとなった[28]。増殖抑制成分はなかなか同定できなかったが，最近コーヒーオイルとよばれるカフェストールとカーウェオールがアポトーシス誘導と細胞周期のS期アレストによって肝がん細胞の増殖を抑制することを見いだした[29]。これらのジテルペンは，発がん抑制的に作用することも報告[30]されている。ICPを細胞に直接作用させると，アポトーシス誘導と細胞周期のS期アレストによって肝がん細胞の増殖を抑制し[31]，上記コーヒーオイルの作用点と一致した。ICPはまた，ROSによる浸潤能の亢進を抑制した。このとき細胞内のROSを捕捉し，ICP全体として抗酸化機能を発揮していることが明らかとなった[31]。AH109A移植ラットへICP添加食を摂取させると，固形がん重量（＝増殖）が対照群より低下し，転移も抑制された。このとき，脂質異常症が改善されるとともに血清過酸化脂質（TBARS）レベルも低下し，ICPは*in vivo*においても抗酸化機能を発揮していた[31]。このような肝がん細胞および動物実験レベルの研究と並行して，毎日のコーヒー飲用が肝細胞がんの発生リスクを低下させることを示す疫学研究の成果が報告され[32]，ヒト

におけるコーヒーの発がん予防効果を支持する科学的根拠が蓄積されつつある。コーヒーには新たな発がん抑制成分[33]が近年発見されるなど、まだまだ未知成分が見いだされる可能性があり、今後のさらなる機能性研究が期待される食品のひとつと考えられる[34]。

（3）ブドウ成分スチルベン類

ブドウやワインに含まれるフィトアレキシンのひとつであるレスベラトロール（3, 4′, 5-trihydroxy-*trans*-stilbene）に発がん予防や抗炎症作用のあることはよく知られている[35]。このレスベラトロールを直接AH109A細胞に作用させると増殖と浸潤の両者が抑制された[36]。浸潤は25 μMから抑制が認められたのに対し、増殖は50 μMまではまったく抑制されず、高濃度（100～200 μM）においてのみ抑制された。一夜絶食させたラットにレスベラトロール（50mg/kg体重）を経口投与し、経時的に得られた血清をAH109A細胞に作用させると、浸潤は抑制されたが増殖抑制作用は完全に消失した。経口投与1時間後の血清が最も強い浸潤抑制効果を示したので、投与量を最大1,000mg/kg体重まで上げて投与1時間後に採血し、得られた血清をAH109A細胞に作用させ、用量-作用反応を検討したところ、浸潤は用量依存的に抑制されたが、増殖はまったく抑制されなかった[36]。これらのことは、レスベラトロールが消化管から吸収・代謝される過程で、増殖を抑制する構造が失われたかマスクされたことを意味している。

そこでレスベラトロールの浸潤抑制作用に焦点を絞ってその機構を検討することとした。肝がん細胞AH109Aは、外因性[36]および内因性[37]のROSによって浸潤能が亢進すること、ROSは細胞運動因子でもある肝細胞成長因子（HGF）の遺伝子発現およびHGFの合成・分泌を促進し[38]、細胞の運動能を高めて浸潤能を亢進するものと考えられた。レスベラトロールおよびレスベラトロール投与後ラット血清は内因性および外因性のROSを捕捉し、HGF-mRNAの発現およびHGFタンパク質の合成・分泌を抑制することにより、AH109A細胞の浸潤を抑制した[39]。AH109A細胞の浸潤能はプロスタグランジン（PG）によっても亢進することを見いだした[40]。そして微量（0.1

～10 nM）のPGE$_2$あるいはPGF$_{2α}$の添加によりレスベラトロールおよびレスベラトロール投与後ラット血清の浸潤抑制作用は消去された[40]。このことは，PG合成阻害作用もレスベラトロールの浸潤抑制作用機構の一部であることを示している。AH109A移植ラットにレスベラトロールを摂取させると，転移抑制傾向とともに固形がんの増殖が途中から停止した[41]。上述のようにレスベラトロールはAH109Aの増殖を直接的にはほとんど抑制しなかったことから，固形がんの増殖停止はレスベラトロールの血管新生阻害作用によることが考えられる[42]。レスベラトロールは（VLDL+LDL)-Chの上昇を用量依存的に抑制し，逆にHDL-Chの低下を抑えてAI値を用量依存的に抑制した。このとき，レスベラトロールは糞（＝体外）へのステロイド（胆汁酸，中性ステロール）排泄を促進していた。また，レスベラトロールは血清TGとTBARS濃度の上昇も抑制し，in vivoでも抗酸化的に作用しつつ脂質異常症も改善することが明らかとなった[41]。

　レスベラトロールに水酸基がもうひとつ増えたものがピセアタンノール（3, 3', 4', 5-tetrahydroxy-trans-stilbene）とよばれるもので，このスチルベンについても検討を行った[43]。レスベラトロールとの大きな違いは，ピセアタンノール投与後血清が肝がん細胞の増殖も抑制した点である。その作用機構はG$_2$/M期アレストによる細胞周期抑制とアポトーシス誘導によるものであった。ピセアタンノールの肝がん細胞の浸潤抑制機構はレスベラトロールと同様であった。このように，わずかな構造の違いで作用が発現したり消失したりすることは構造-活性相関や創薬の観点から興味深いところである。

（4）穀類成分リグナン類

　リグナンはフィトエストロゲンのひとつで，麦など穀類をはじめ広く植物界に存在し，乳がんや前立腺がんの予防効果が期待されている[44]。筆者らは縁あって北欧フィンランドのトルク大学との共同研究により，安全性の高いリグナンである7-ヒドロキシマタイレシノール（HMR）の肝がん細胞に対する効果をin vitroとin vivoにおいて研究する機会を得た[45]。HMRの場合，一部はそのままの形で吸収され作用していると考えられるが[45]，HMRを含

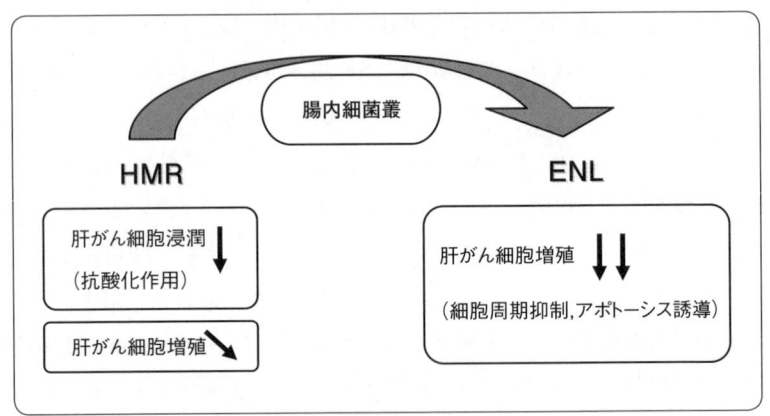

図1-5　リグナンの腸内細菌によるエンテロラクトンへの変換

む多くのリグナンは腸内細菌によってエンテロリグナンとよばれるエンテロラクトン（ENL）に変換されて消化管から吸収され作用すると考えられている（図1-5参照）[44]。まず，HMRの作用を培地に添加して検討したところ[45]，AH109A細胞の増殖と浸潤を50μMから200μMまで用量依存的に有意に抑制するが，その抑制程度は浸潤に対してのほうが強いことが認められた。なお，HMRは強い抗酸化作用を持つので，その浸潤抑制作用はレスベラトロールと同様にROS捕捉作用に基づくことが示唆された[45]。次にHMR（150 mg/kg体重）を経口投与したラットの血清をAH109A細胞に作用させると，増殖も浸潤も投与1時間後から抑制されはじめ3時間後に最も作用が強く，24時間後まで抑制作用を維持していた。そこで，HMRの投与量を変化させ，投与3時間後に採血して増殖と浸潤に対する用量-作用反応を検討したところ，AH109A細胞の増殖も浸潤も150 mg/kg体重まで用量依存的に抑制され，それ以上の投与量でさらに強く抑制することはなかった。すなわち，HMRの最大有効投与量は150 mg/kg体重であり，これを飼料添加量に換算すると0.15%であると試算された。そこで0.15%のHMRを実験飼料に添加し，AH109A移植ラットに摂取させて in vivo での効果を検討したところ，固形がんの増殖と転移を抑制するとともに血清リポタンパク質異常を改善することが明らかとなった[45]。すでに述べたように，HMR自身も血中に入り

AH109A細胞の増殖と浸潤を抑制すると考えられるが，その体内代謝物ENLが作用の主要本体の可能性が考えられたので，ENLをAH109A細胞に直接作用させたところ，増殖に対する50％抑制濃度（IC_{50}）は$10\mu M$，浸潤に対するIC_{50}は$9\mu M$と，HMRのおよそ20倍も強い増殖・浸潤抑制効果を示すことが認められた。ENLの増殖抑制は，細胞周期のG_1期アレストとアポトーシス誘導によることがフローサイトメトリーによる解析によって明らかとなった（図1-5）。そこでENLを0.001％または0.01％添加しAH109A移植ラットに摂取させて in vivo での効果を検討したところ，0.001％（1 mg/kg体重に相当する）という微量で固形がんの増殖と転移が抑制されるとともに，血清リポタンパク質異常も改善されることが明らかとなった[45]。ENLの固形がん増殖抑制効果は非常に強く，0.01％ENL添加群の固形がん重量は対照群の1/8にまで低下した。

このように，リグナンの抗がん作用は非常に強く，仮に肝がんが発生したとしても顕在化させないで二次予防効果を有することが期待される。リグナン摂取と肝がん発症との相関性に関する疫学研究が望まれる。

（5）リンゴポリフェノール抽出物

リンゴポリフェノール抽出物（APE）には抗酸化作用[46]，抗アレルギー作用[47]等が報告されている。タンニン，クロロゲン酸，プロシアニジン，コーヒー酸など多種のポリフェノールを含むAPE[47]を用いて，筆者らは肝がんの増殖・浸潤・転移・脂質異常症に対する影響を in vitro と in vivo で検討した[48]。APEはAH109Aに直接作用させると増殖と浸潤を抑制し，経口投与2時間後の血清は増殖と浸潤を最も強く抑制し，300mg/kg体重の投与量から両者を抑制しはじめた。そこで，AH109A移植ラットへ0.3％ APEを含む飼料を3週間摂取させたところ，固形がん重量（＝増殖）は対照群のおよそ1/3に抑制され，転移も抑制された。さらに，（VLDL+LDL）-ChとT-Ch濃度，AI値，血清TBARSの上昇抑制作用が認められた。APEは糞中へのステロイド排泄低下が解除され対照群に比べてステロイド排泄促進的に作用した。APEのように，複数のポリフェノールの混合によって，in vivo での有効性

の幅が広がることが認められた。以上，in vivoでの有効性を確認した非栄養素について述べてきた。

（6）大豆のイソフラボン，ショウガのジンゲロール，ウコン（鬱金）のクルクミン

大豆イソフラボン，ショウガ成分ジンゲロール，ウコン成分クルクミンのAH109A細胞に対する作用は細胞レベルの検討にとどまってはいるが，in vivo研究の前段階の状況として以下に述べることとする。大豆イソフラボンのうち，ゲニステインはチロシンキナーゼ阻害作用を有することが古くから知られている[49]。ここではAH109Aの増殖と浸潤に対するゲニステインの作用[50]について述べる。ゲニステインおよび経口投与後ラット血清はAH109Aの増殖と浸潤の両者を抑制した。増殖抑制は細胞周期のG_2/M期アレストが関与していた。一方，ゲニステインの浸潤抑制機構はレスベラトロール等とは異なり，ROS誘発性の浸潤能亢進を抑制するにもかかわらず，ROS捕捉作用やHGF分泌抑制作用をまったく示さなかった。HGF受容体（c-metと言う）はα鎖とβ鎖から成り，β鎖にはチロシンキナーゼドメインがあって，受容体にリガンドであるHGFが結合するとβ鎖のチロシンがリン酸化されてシグナルが伝達される。そこで，AH109Aのc-metのリン酸化の程度を，抗c-met抗体と抗リン酸化チロシン抗体を用いて調べたところ，ROSを作用させることによってc-metのリン酸化の割合が高まり，ゲニステインはこの高まりを抑制した。すなわち，ゲニステインの作用はHGF受容体の自己リン酸化の抑制によることが強く示唆された[50]。

ショウガはポピュラーな香辛野菜であり，[6]-ジンゲロールはショウガ中に最も多量に含まれる辛味成分である。AH109Aの増殖と浸潤に対するこの辛味成分の作用を検討したところ[51]，両者を用量依存的に抑制した。増殖抑制作用は細胞周期のS期アレストとアポトーシス誘導に基づき，浸潤抑制はレスベラトロールと同様なROS捕捉作用によっていた。

クルクミンはウコンの黄色色素成分である。この成分は，AH109Aの増殖には影響を与えない濃度で浸潤を抑制した[52]。クルクミン経口投与後ラット

血清も浸潤抑制作用を保持しており，投与１時間後に浸潤を最も強く抑制した。クルクミンそのものおよびクルクミン経口投与後ラット血清は，ROS誘発性の浸潤能亢進を抑制した。クルクミンのこの抑制作用はROS捕捉作用によるものと考えられるが，直接的な検証はこれからである。

６．栄養素の肝がん細胞特性とがん性脂質異常症に対する作用

近年，栄養素は栄養素としての役割に加えて，薬理学的に作用する場合もあることが知られるようになってきた[53]。以下に，肝がん細胞の特性に対するアミノ酸，脂肪酸，ビタミンの作用について述べてみたい。

（１）アミノ酸

筆者らは，AH109Aの増殖と浸潤に対する食品タンパク質構成アミノ酸20種およびいくつかの非タンパク態アミノ酸の作用をスクリーニングした。数種のアミノ酸が網にかかったが，中でも興味深かったのはグリシン（Gly）である。この最も簡単な構造を持つアミノ酸がAH109Aの浸潤を抑制した[54]。他の非栄養素と異なり，このアミノ酸の浸潤抑制作用が発揮するまでには36時間以上と長時間を要し，さまざまな細胞内イベントが関与していることを想像させる。神経細胞にはGly受容体が存在するが，そのアゴニストとされるβ-アラニンやタウリンがAH109Aの浸潤にまったく作用を示さなかったことからGly受容体は関与しないと考え，Gly輸送体に着目して実験を進めた。Gly輸送体のひとつにGly特異的輸送体（System Gly）がある。テアニンの項で受容体アンタゴニストを用いた結果[22]を述べたが，それと同じ手法でSystem Gly（GLYT1とGLYT2がある）のアンタゴニストを用いて，輸送体関与の有無を検討した。その結果，少なくともGLYT1が関与していること，AH109A細胞にGLYT1遺伝子とそのタンパク質が発現していることを確認できた[54]。GLYT1へGlyが結合した後，どのようなシグナル伝達系を経て浸潤抑制に至るのかについては，目下検討中である。

次に、がん性脂質異常症に対する含硫アミノ酸の影響について触れてみたい。筆者らは、偶然にもキャベツ抽出物およびその中に含まれるシステイン誘導体のS-メチル-L-システインスルフォキシド（SMCS）がAH109A移植ラットの脂質異常症のうち、血清（VLDL+LDL）-Ch濃度とAIを低下させることを見いだした[55]。このとき肝臓においてChを胆汁酸へ変換させる際の律速酵素であるコレステロール 7α-ヒドロキシラーゼの活性を上昇させるとともに、糞中への胆汁酸排泄を増加させることも見いだした。そこで、タンパク態アミノ酸である含硫アミノ酸、すなわちメチオニンとシスチンの作用も検討した[56]。その結果、どちらの含硫アミノ酸も血清TG濃度、（VLDL+LDL）-Ch濃度およびAIを低下させること、メチオニンはHDL-Chの低下抑制（担がん対照群と比べた場合、HDL-Ch上昇）作用を示した。また、メチオニンとシスチンはともに宿主肝臓の脂肪酸合成を抑制し、胆汁酸排泄低下を抑制した。脂肪組織や筋肉組織のLPL活性が正常ラットに比べAH109A移植ラットで低下することはすでに述べたが、面白いことにメチオニンのみがこのLPL活性の低下を抑制した[56]。LPL活性とHDL-Ch濃度との間には正の相関がある[57]ので、メチオニンによるLPLの低下抑制（担がん対照群と比べた場合、LPL上昇）作用は、上に述べたメチオニンのHDL-Ch低下抑制（担がん対照群と比べた場合、HDL-Ch上昇）作用と符合する結果であった。なお、3種の含硫アミノ酸は固形がん重量（増殖）に影響を与えなかった。一方で、これらの含硫アミノ酸の間で、がん性脂質異常症に対する作用とその機構が少しずつ異なることが明らかとなった。

（2）脂質・脂肪酸

外科的ながん切除後には脂質を含んだ輸液がしばしば投与される。脂質源として魚油（FO）を含む輸液を用い、AH109Aの増殖と浸潤に対する作用を検討した[58]。このときサフラワー油（SO）を含む輸液を対照とした。SOはn-6系脂肪酸であるリノール酸を約74%含み、FOはn-3系脂肪酸であるイコサペンタエン酸（EPA）を約24%およびドコサヘキサエン酸を約20%含むものを用いた。まず、AH109A細胞をSOまたはFO含有輸液で48時間培養

して細胞膜の脂肪酸組成を変化させた後にAH109Aの増殖能と浸潤能を測定したところ，FO含有輸液は増殖には影響を与えなかったが，浸潤能を有意に抑制した．次に両輸液をラットへ3日間継続注入（infusion）した後の血清をAH109Aへ作用させたところ，FO含有輸液注入血清は浸潤を有意に抑制した．レスベラトロールの項で述べたように，PGE_2は浸潤を促進するので，FO含有輸液で培養したAH109Aに1または10 nMのPGE_2を添加するとFO含有輸液の浸潤抑制作用を用量依存的に打ち消した．逆に，SO含有輸液で培養したAH109Aに1または10 nMのPGE_3を添加するとSO含有輸液ではみられなかった浸潤抑制作用が用量依存的に現れた．なお，FO含有輸液で培養したAH109AにPGE_3を添加してもそれ以上に浸潤抑制が強まることはなかった[58]．これらの結果から，魚油含有輸液によるAH109A細胞の浸潤抑制には，EPAに由来するPGE_3の関与が強く示唆された．魚油には抗炎症作用もあるので，魚油含有輸液の静脈内投与は，がん摘出後の炎症の軽減や切除を逃れたAH109A細胞の浸潤抑制，ひいては転移抑制に寄与することが期待される．

次に，担がん時の脂質異常症に対する魚油（FO）の作用について述べる[59]．AH109A移植ラットへ10% FOを含む標準（20%）カゼイン食を摂取させると，10%コーン油（CO）を含む標準カゼイン食摂取時に比べ，担がんによる血清TG，(VLDL+LDL)-Ch, T-Ch濃度の上昇が有意に抑制された．一方，HDL-Chの低下に対しては影響を与えなかったものの，AIの上昇が有意に抑制された．FOは担がんによる宿主肝臓のCh合成亢進を抑制し，脂肪酸動員亢進も有意に抑制した．また，FOは宿主肝臓における脂肪酸酸化を上昇させる傾向を示した．これらの多様な作用の結果，FOはがん性脂質異常症を改善することが明らかとなった．なお，COに比べFOは肝臓TG含量を有意に低下させた．

このように，n-3系脂肪酸を多く含むFOは肝がん細胞に直接作用して浸潤を防ぐとともに，担がん宿主の脂質代謝異常をも改善する海からの妙薬（食）とも言える栄養素である．

(3) ビタミン類

　脂溶性ビタミンであるビタミンE（トコフェロールおよびトコトリエノール）の作用は現在検討段階であるので，ここではまずカロテノイドについて述べてみたい。

　筆者らは，カニの甲羅抽出物がAH109A細胞の浸潤を抑制することを見いだした[60]。その後，薄層クロマトグラフィー（TLC）で分析した結果，β-カロテンとアスタキサンチンが作用本体の一部であることがわかった。そこで，入手可能な8種類のカロテノイド（表1-1）について検討を行ったところ[61]，いずれも$5\mu M$という低濃度で浸潤を抑制することが認められた。β-カロテンとアスタキサンチンはROSによって誘発されるAH109A浸潤能の亢進を抑制することがわかり，抗酸化機能を有する食品成分は，「一般的には浸潤を抑制する」という法則性的なことを見いだした。しかし，抗酸化機能があるとされる食品成分でも，ROS誘発性浸潤能亢進を抑制するにもかかわらず，ROS捕捉作用を示さない場合もあり，浸潤抑制機構が複雑であることはすでに述べたとおりである。

　次に水溶性ビタミンの作用について述べる。アスコルビン酸はトコフェロールとともに，抗酸化作用のあるビタミンとしてよく知られている。アスコルビン酸はAH109Aの増殖能と浸潤能を抑制するが，浸潤能のほうが低濃度（$50\mu M$）から抑制されはじめた[62]。そこで，浸潤能抑制機構について検討したところ，アスコルビン酸はROSによる浸潤亢進を抑制し，このときROS捕捉作用を示した。このことから，アスコルビン酸はレスベラトロールと同様な機構で浸潤を抑制するものと考えられた。

　水溶性ビタミンのもうひとつの例はナイアシン（ニコチン酸，ニコチンアミド）である[28]。ニコチン酸，ニコチンアミドは$20\mu M$まで用量依存的に浸潤を抑制し，$40\mu M$ではそれ以上強く抑制することはなかった。この濃度範囲では，ニコチン酸およびニコチンアミドは増殖にまったく影響を与えなかった。ニコチン酸とニコチンアミドはROSによる浸潤亢進を抑制したにもかかわらず，このときの細胞内ROS量を低下させることはなかった。すなわち，ニコチン酸とニコチンアミドは，レスベラトロールやアスコルビン酸

とは異なる未知の機構でAH109Aの浸潤を抑制することが明らかとなった。

このように，ビタミン類も種類によって，増殖と浸潤に対する作用とその機構が少しずつ異なることがわかり，今後さらに詳細な機構解析が必要と考えられた。

7．食品抽出物・加工食品の肝がん細胞特性とがん性脂質異常症に対する作用

（1）キャベツ抽出物

キャベツ抽出物が，がん性脂質異常症を改善すること[55]はすでに述べたとおりである。これとは別に，AH109A移植ラットに対しキャベツ抽出物（キャベツジュース）の経口投与とともにリポポリサッカライド（LPS）を注射すると，固形がんの増殖が有意かつ1/2程度に抑制されることが見いだされた[63]。これはキャベツジュースにより固形がん内に存在するマクロファージが活性化され，腫瘍壊死因子（TNF-α）産生が促進され，TNF-α感受性のAH109Aの増殖が抑制されたためと考えられる。マクロファージがTNF-αを産生する際にはプライミングとトリガリングの2段階を必要とするが，キャベツジュースはプライミング段階に働き，LPSはトリガーとなっていると考えられる。したがって，LPS様の抗がん剤の投与に際しキャベツジュースは効果を上げるための補助食品として働く可能性も考えられる。キャベツジュース中の活性成分は未同定であるが，食品成分が宿主免疫系を活性化して固形がんの退縮を促す一例と言えよう。

（2）発芽玄米

発芽玄米は，玄米を水に浸して少し発芽させた米であり，糖尿病モデルラットで血糖値の上昇を抑制することが報告されている[64]。AIN-93処方の20%カゼイン食のうち，スターチ部分を白米または発芽玄米に置き換え，肝がん移植ラットへ摂取させると，発芽玄米は白米に比べ担がんに基づくHDL-Ch濃度の低下と（VLDL+LDL)-Ch濃度の上昇を抑制した[65]。その結果，発芽

玄米は担がんによる AI 値の著しい上昇を約70％も低下させた。興味深いことに，発芽玄米は担がんによる血清過酸化脂質（TBARS）の上昇も有意に抑制した。なお，血清TG濃度の上昇に対しては抑制傾向にとどまった。固形がん重量と血清（VLDL+LDL)-Ch濃度との間には正の相関が，HDL-Ch濃度との間には負の相関あることが見いだされている[9]。すなわち，がんの増殖が抑制されれば（VLDL+LDL)-Ch上昇とHDL-Chの低下は抑制されることになる。しかし，発芽玄米は増殖の指標である固形がん重量にまったく影響を与えなかった。このことは，発芽玄米が直接的に肝がん移植ラットの脂質異常症を改善していることを示唆した。そこで，Chの合成と異化について検討したところ，発芽玄米は担がんによって上昇する宿主肝臓のCh合成を抑制しなかったが，コレステロール 7α-ヒドロキシラーゼ活性の低下を抑制し，糞中へのステロイド排泄量を増加させた[65]。発芽玄米中の作用本体として，食物繊維，白米に比べて発芽玄米に多いγ-オリザノールやγ-アミノ酪酸（GABA）などが考えられる。なお，γ-オリザノールには抗酸化機能が報告[66]されているので，発芽玄米の血清TBARS低下機構の少なくとも一部をこの成分の作用で説明できると考えられる。日本人の伝統食品のひとつである米に発芽という工程を加えることで，食品としての機能が向上する一例である。

おわりに

本稿で述べた研究成果は，細胞レベルおよび動物実験に基づいている。したがって，それらを直ちにヒトへ外挿することはできない。このような限界を理解したうえで，食品とがんとの研究を進める必要があることを記しておきたい。しかし，このことは細胞や動物での研究に意義がないことを意味しているわけではなく，むしろヒトでの研究へつなげるための下地作りとしての意義があると考えている。コーヒーの項で述べたように，毎日のコーヒー飲用が肝細胞がんの発生リスクを低下させることを示す疫学研究の成果[32]が報告されたときは，肝がんの特性に対するコーヒーの研究を行っていた筆者ら

にとってはたいへんうれしく心強く感じたことをいまもはっきりと思い出
す．なお，本章の一部はレビューとして別途述べているので[3),67)]，参考にし
ていただけたら幸いである．

文　献/URL

1) 厚生労働省：平成19年 人口動態統計月報年計（概数）の概況．2008, http://www-bm.mhlw.go.jp/toukei/saikin/hw/jinkou/geppo/nengai07/kekka3.html
2) 厚生労働省：平成20年人口動態統計の年間推計．2009, http://www.mhlw.go.jp/toukei/saikin/hw/jinkou/suikei08/index.html
3) 矢ヶ崎一三：食品成分によるがん性高脂血症およびがん細胞特性の制御　細胞および動物モデル系における解析．栄養科学レビュー（ネスレ栄養科学会議編）2007，http://www.nestle.co.jp/science/review/index.htm
4) 曽根義広，酒井敏行：がん予防—分子レベルのメカニズム．がん予防食品（大澤俊彦，大東　肇，吉川敏一監）．シーエムシー出版，東京，1999, p.53-64.
5) 大澤俊彦：がん予防食品開発の現状と動向．がん予防食品開発の新展開（大澤俊彦監）．シーエムシー出版，東京，2005, p.1-12.
6) 矢ヶ崎一三，三浦　豊：がん細胞の増殖・浸潤・転移抑制機能評価法．食品機能研究法（篠原和毅，鈴木建夫，上野川修一編）．光琳，東京，2000, p.279-285.
7) Yagasaki K., Okada K., Mochizuki T. et al.: Effect of 4-(4'-chlorobenzyloxy) benzyl nicotinate (KCD-232) on triglyceride and fatty acid metabolism in rats. Biochem Pharmacol 1984; 33; 3151-3163.
8) Okada K., Yagasaki K., Mochizuki T. et al.: Effect of 4-(4'-chlorobenzyloxy) benzyl nicotinate (KCD-232) on cholesterol metabolism in rats. Biochem Pharmacol 1985; 34; 3361-3367.
9) Irikura T., Takagi K., Okada K. et al.: Effect of KCD-232, a new hypolipidemic agent, on serum lipoprotein changes in hepatoma-bearing rats. Lipids 1985; 20; 420-424.
10) Yagasaki K.: Endogenous hypercholesterolemia and dietary amino acids; sulfur amino acids and glycine. In: Absorption and Utilization of Amino Acids, Vol. 2 (ed. by Friedman M.). CRC Press, Boca Raton, Florida, 1989, p.275-287.
11) Yagasaki K.: Dietary control of abnormal lipid metabolism secondary to

hypothyroidism, cancer and inflammatory diseases. *In*: Recent Research Developments in Lipids Research, Vol. 2 (ed. by Pandalai S. G.). Transworld Research Network, Trivandrum, 1998, p.21-28.

12) 清木元治：総論．癌転移　転移の分子メカニズムと臨床展望（渡邊　寛，清木元治編），医薬ジャーナル社，東京，1998, p.15-29.

13) 矢ヶ崎一三：食品のがん増殖・転移抑制機能　インビトロ機能検定を中心に．機能性食品の研究（荒井綜一監），学会出版センター，東京，1995, p.175-179.

14) Miura Y., Shiomi H., Sakai F. et al.: Assay systems for screening food components that have anti-proliferative and anti-invasive activity to rat ascites hepatoma cells: *In vitro* and *ex vivo* effects of green tea extract. Cytotechnology 1997; 23; 127-132.

15) Yagasaki K. and Miura Y.: Food components with potentialities to suppress proliferation and invasion of cancer cells. *In*: Animal Cell Technology: Basic & Applied Aspects, Vol. 10 (ed. by Kitagawa Y., Matsuda, T., and Iijima S.). Kluwer Academic Publishers, Dordrecht, 1999, p.107-111.

16) Yagasaki K. and Miura Y.: Food factors with potential to suppress proliferation and invasion of cancer cells and cancerous hyperlipidemia. *In*: Recent Research Developments in Agricultural & Biologocal Chemistry, Vol. 3 (ed. by Pandalai S. G.). Research Signpost, Trivandrum, 1999, p.91-96.

17) Yagasaki K.: Potent remedial actions of food factors and dietary manipulations against cancer and nephritis in *in vitro* and *in vivo* disease models. *In*: Recent Research Developments in Life Sciences, Vol. 3 (ed. by Pandalai S. G.). Research Signpost, Trivandrum, 2005, p.1-12.

18) Zhang G., Miura Y. and Yagasaki K.: Effects of green, oolong and black teas and related components on the proliferation and invasion of hepatoma cells in culture. Cytotechnology 1999; 31; 37-44.

19) Zhang G., Miura Y. and Yagasaki K.: Induction of apoptosis and cell cycle arrest in cancer cells by *in vivo* metabolite of teas. Nutr Cancer 2000; 38; 265-273.

20) Zhang G., Miura Y. and Yagasaki K.: Suppression of adhesion and invasion of hepatoma cells in culture by tea compounds through antioxidatve activity. Cancer Lett 2000; 159; 169-173.

21) Zhang G., Miura Y. and Yagasaki K.: Inhibition of hepatoma cell invasion

beneath mesothelial-cell monolayer by sera from tea- and related component-treated rats and their modes of action. Cytotechnology 2001; 36; 187-193.

22) Zhang G., Miura Y. and Yagasaki K.: Inhibitory effects of theanine and sera from theanine-fed rats on receptor-mediated cancer cell invasion beneath mosothelial-cell monolayers. Cytotechnology 2001; 36; 195-200.

23) Zhang G., Miura Y. and Yagasaki K.: Effects of dietary powdered green tea and theanine on tumor growth and hyperlipidemia in hepatoma bearing rats. Biosci Biotechnol Biochem 2002; 66; 711-716.

24) 矢ヶ崎一三：肝がん細胞浸潤抑制作用．茶の機能〔村松敬一郎，小國伊太郎，伊勢村護，杉山公男，山本（前田）万里編〕．学会出版センター，東京，2002，p.333-339.

25) Yagasaki K.: Possibility of coffee's anti-cancer activity in animal cell experiments. In: Coffee and Health: New Research Findings (ed. by Illy E., Pizano D.). The Commodities Press, Chinchiná, Colombia, 2004, p.41-48.

26) Miura Y., Furuse T. and Yagasaki K: Inhibitory effect of serum from rats administered with coffee on the proliferation and invasion of rat ascites hepatoma cells. Cytotechnology 1997; 25; 221-225.

27) Yagasaki K., Miura Y., Okauchi R. et al.: Inhibitory effects of chlorogenic acid and its related compounds on the invasion of hepatoma cells in culture. Cytotechnology 2000; 33; 229-235.

28) Hirakawa N., Okauchi R., Miura Y. et al.: Anti-invasive activity of niacin and trigonelline against cancer cells. Biosci Biotechnol Biochem 2005; 69; 653-658.

29) Kuroda Y., Kawano M., Miura Y. et al.: Cafestol and kahweol, diterpenes in coffee, suppress the proliferation and invasion of hepatoma cells in culture. J Clin Biochem Nutr 2007; 41 (Suppl.); 83.

30) Schilter B., Perrin I., Cavin C. et al.: Placental glutathione S-transferase (GST-P) induction as a potential mechanism for anticarcinogenic effect of the coffee-specific components cafestol and kahweol. Carcinogenesis 1996; 17; 2377-2384.

31) Miura Y., Ono K., Okauchi R. et al.: Inhibitory effect of coffee on hepatoma proliferation and invasion in culture and on tumor growth, metastasis and abnormal lipoprotein profiles in hepatoma-bearing rats. J Nutr Sci Vitaminol 2004; 50; 38-44.

32) Inoue M., Yoshimi I., Sobue T. et al.: Influence of coffee drinking on subsequent risk of hepatocellular carcinoma: a prospective study in Japan. J Natl Cancer Inst 2005; 97; 293-300.

33) Sozoma V., Lindenmeier M., Wenzel E. et al.: Activity-guided identification of a chemopreventive compound in coffee beverage using in vitro and in vivo techniques. J Agric Food Chem 2003; 51; 6861-6869.

34) 矢ヶ崎一三：コーヒーのがん細胞増殖・浸潤抑制作用．コーヒーの科学と機能（グュエン・ヴァン・チュエン，石川俊次編）．アイ・ケイコーポレーション，東京，2006, p.173-188.

35) Jang M., Cai L., Udeani G. O. et al.: Cancer chemopreventive activity of resveratrol, a natural product derived from grapes. Science 1997; 275; 218-220.

36) Kozuki Y., Miura Y. and Yagasaki K.: Resveratrol suppresses hepatoma cell invasion independently of its anti-proliferative activity. Cancer Lett 2001; 167; 151-156.

37) Miura Y., Tsukamoto S. and Yagasaki K.: Blockade of endogenous reactive oxygen species by N-acetyl-L-cysteine suppresses the invasive activity of rat hepatoma cells by modulating the expression of hepatocyte growth factor gene. Cytotechnology 2003; 43; 121-126.

38) Miura Y., Kozuki Y. and Yagasaki K.: Potentiation of invasive activity of hepatoma cells by reactive oxygen species is mediated by autocrine/paracrine loop of hepatocyte growth factor. Biochem Biophys Res Commun 2003; 305; 160-165.

39) Miura D., Miura Y. and Yagasaki K.: Resveratrol inhibits hepatoma cell invasion by suppressing gene expression of hepatocyte growth factor via its reactive oxygen species-scavenging property. Clin Exp Metastasis 2004; 21; 445-451.

40) Miura D., Miura Y. and Yagasaki K.: Restoration by prostaglandins E_2 and $F_{2\alpha}$ of resveratrol-induced suppression of hepatoma cell invasion in culture. Cytotechnology 2003; 43; 155-159.

41) Miura D., Miura Y. and Yagasaki K.: Hypolipidemic action of dietary resveratrol, a phytoalexin in grapes and red wine, in hepatoma-bearing rats. Life Sci 2003; 73; 1393-1400.

42) Kimura Y. and Okuda H.: Resveratrol isolated from *Polygonumu cuspidatum*

root prevents tumor growth and metastasis to lung and tumor-induced neovascularization in Lewis lung carcinoma-bearing mice. J Nutr 2001; 131; 1944-1949.
43) Yagasaki K., Kita Y. and Miura Y.: Inhibitory effect of piceatannol, a polyphenol present in grapes, against the proliferation and invasion of hepatoma cells. Ann Nutr Metab 2007; 51 (Suppl.): 245.
44) Saarinen N. M., Tuominen J., Santti R. et al.: Anticarcinogenic effects of lignans in breast and prostate—A critical review of the current knowledge. In: Bromacology: Pharmacology of foods and their components (ed. by Yagasaki K., Yamazaki M.). Research Signpost, Trivandrum, 2008, p.1-33.
45) Miura D., Saarinen N. M., Miura Y. et al.: Hydroxymatairesinol and its mammalian metabolite enterolactone reduce the growth and metastasis of subcutaneous AH109A hepatomas in rats. Nutr Cancer 2007; 58; 49-59.
46) Lee K. W., Kim Y. J., Kim D. O. et al.: Major polyphenolics in apple and their contribution to the total antioxidant capacity. J Agric Food Chem 2003; 51; 6516-6520.
47) Kanda K., Akiyama H., Yanagida A. et al.: Inhibitory effects of apple polyphenol on induced histamine release from RBL-2H3 cells and rat mast cells. Biosci Biotechnol Biochem 1998; 62; 1284-1289.
48) Miura D., Miura Y. and Yagasaki K.: Effect of apple polyphenol extract on hepatoma proliferation and invasion in culture and on tumor growth, metastasis, and abnormal lipoprotein profiles in hepatoma-bearing rats. Biosci Biotechnol Biochem 2007; 71; 2743-2750.
49) Akiyama T., Ishida J., Nakagawa S. et al.: Genistein, a specific inhibitor of tyrosine-specific protein kinases. J Biol Chem 1987; 262; 5592-5595.
50) Yagasaki K., Takabatake M. and Miura Y. Anti-proliferative and anti-invasive activities of soybean isoflavones on hepatoma cells in culture. In: Polyphenols Communications 2004 (ed. by Hoikkala A. and Soidinsalo O.). Gummerus Printing, Jyväskylä, Finland, 2004, p25-26.
51) Yagihashi S., Miura Y. and Yagasaki K.: Inhibitory effect of gingerol on the proliferation and invasion of hepatoma cells in culture. Cytotechnology 2008; 57; 129-136.

52) Kozuki Y., Miura Y. and Yagasaki K.: Inhibitory effect of curcumin on the invasion of rat ascites hepatoma cells *in vitro* and *ex vivo*. Cytotechnology 2001; 35; 57-63.
53) Yagasaki K. and Miura Y.: Amino acids, fatty acids and vitamins as pharmaceutical nutrients. *In*: Bromacology: Pharmacology of foods and their components (ed. by Yagasaki K., Yamazaki M.). Research Signpost, Trivandrum, 2008, p.99-114.
54) Hasumura M., Miura Y., Arai K. et al.: Glycine inhibits the invasion of hepatoma cells in culture via its transporter. J Clin Biochem Nutr 2007; 41 (Suppl.); 110.
55) Komatsu W., Miura Y. and Yagasaki K.: Suppression of hypercholesterolemia in hepatoma-bearing rats by cabbage extract and its component, S-methyl-L-cysteine sulfoxide. Lipids 1998; 33; 499-503.
56) Kawasaki M., Funabiki R. and Yagasaki K.: Effects of dietary methionine and cystine on lipid metabolism in hepatoma-bearing rats with hyperlipidemia. Lipids 1998; 33; 905-911.
57) Goldberg I. J., Blaner W. S., Vanni T. M. et al.: Role of lipoprotein lipase in the regulation of high density lipoprotein apolipoprotein metabolism. Studies in normal and lipoprotein lipase-inhibited monkeys. J Clin Invest 1990; 86; 463-473.
58) Hagi A., Nakayama M., Miura Y. et al.: Effects of a fish oil-based emulsion on rat hepatoma cell invasion in culture. Nutrition 2007; 23; 871-877.
59) Kawasaki M., Yagasaki K., Miura Y. et al.: Reduction of hyperlipidemia in hepatoma-bearing rats by dietary fish oil. Lipids 1995; 30; 431-436.
60) Nakahara S., Miura Y. and Yagasaki K.: Inhibitory action of carotenoids in crab shell on the invasion of hepatoma cells co-cultured with mesothelial cells. *In*: Animal Cell Technology: Challenges for the 21st Century (ed. by Ikura K., Nagao M., Masuda S., Sasaki R.). Kluwer Academic Publishers, Dordrecht, 1999, p.409-413.
61) Kozuki Y., Miura Y. and Yagasaki K.: Inhibitory effects of carotenoids on the invasion of rat ascites hepatoma cells in culture. Cancer Lett 2000; 151; 111-115.
62) Hirakawa N., Miura, Y. and Yagasaki, K.: Inhibitory effect of ascorbic acid on the proliferation and invasion of hepatoma cells in culture. Cytotechnology 2005; 47; 133-138.

63) Komatsu W., Miura Y. and Yagasaki K.: Induction of tumor necrosis factor production and antitumor effect by cabbage extract. Nutr Cancer 2002; 43; 82-89.
64) Hagiwara H., Seki T. and Ariga T.: The effect of pre-germinated brown rice intake on blood glucose and PAI-1 levels in streptozotocin-induced diabetic rats. Biosci Biotechnol Biochem 2004; 68; 444-447.
65) Miura D., Ito Y., Mizukuchi A. et al.: Hypocholesterolemic action of pre-germinated brown rice in hepatoma-bearing rats. Life Sci 2006; 79; 259-264.
66) Parrado J., Miramontes E., Jover M. et al.: Prevention of bran protein and lipid oxidation by a water-soluble oryzanol enzymatic extract derived from rice bran. Eur J Nutr 2003; 42; 307-314.
67) 矢ヶ崎一三：病態モデルによる食品因子の作用に関する栄養学的・食理学的研究. 日本栄養・食糧学会誌 2009; 62; 61-74.

第2章

食によるがん予防

大 東 　 肇

はじめに

　21世紀に入り，日本や欧米など先進国では"健康で長寿"が社会の一大目標になっている。わが国の人口組成に関する最近の報告によると，65歳以上のお年寄りの占める割合が全体の20%を超え，世界一となっている。長寿の指標となるであろうこのデータは，一面では誇れるものではあるが，肥大化する医療経費や寝たきり老人，さらには介護医療など多くの問題を内包していることも事実である。このような時代に，まず求められる社会的対処法は，高齢化に伴って増加するいわゆる生活習慣病に対するそれであろう。厚生労働省の報告によると，わが国の疾病による死因のトップは，1970年代後半までは脳血管疾患であったが，その後は現在に至るまでがんがトップとなっている。しかも，その増加割合は，他の2大疾患（脳血管疾患と心疾患）が比較的安定しているのに比べ，右肩上がりとなっている。これは社会の高齢化が進むなかで仕方のないことかもしれないが，増加傾向を少しでも抑える施策が望まれよう。このような背景下，がんの分野では，1980年代に治療とともに予防の重要性が叫ばれるようになった。特に，食生活を通してのそれは最も現実性のある戦略として注目されている。
　本稿では，"食によるがんの予防"の現状について筆者らの研究をも含め

福井県立大学生物資源学部

て記し，またその展望をまとめてみたい．

1．食によるがん予防：その背景と芽生え

　DollとPetoによれば，ヒトのがんは80%以上が環境中の何らかの化学物質に起因しているとされている[1]．なかでも，食事（成分）の占める割合は全体の35%と，喫煙のそれ（30%）とともに大きく見積もられ，本報告は食生活の工夫・改善ががんに罹患しない一方策になることを示唆したものとして注目された．1980年代初頭のアメリカにおけるこの値は，現在でも世界規模で通用する見積もりと評価されている．なるほど，1980年代半ばまでに，塩蔵食品が胃がんの危険度を上昇させるなど特定の食品が特定の臓器や組織のがんに繋がり，また他方で，野菜や果物などの植物性食素材の摂取ががんに予防的であるとの疫学的調査結果が数多く報告されてきたことは周知のことである．また，植物性食素材の摂取ががんに予防的であるとの背景下，1990年にアメリカにおいて，国家プロジェクトとしてデザイナーフーズ計画が立ちあがったことは記憶に新しい[2]．このプロジェクトは，がんに予防効果のある植物性食素材成分の徹底的な解明と，その成分を生かした予防性食品の開発・応用であった．図2-1は，ニンニクやキャベツを筆頭に，本計画で評価された植物種を重要度の高い順にピラミッド型で示したものである．

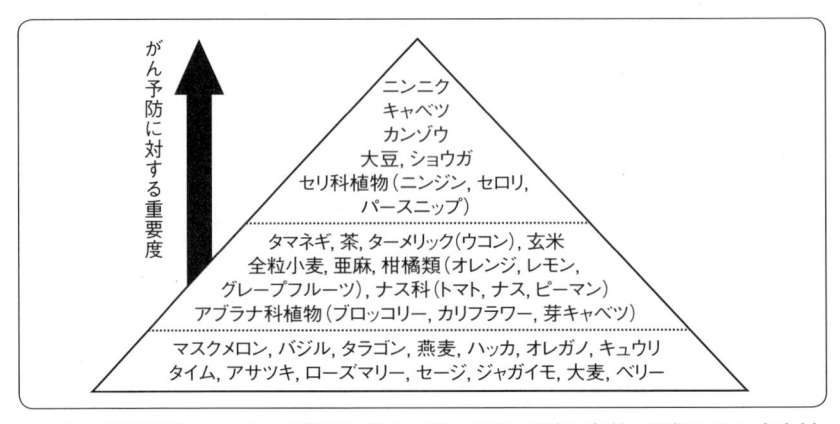

図2-1　米国デザイナーフーズ計画（1990）でがん予防に有効と評価された食素材

一方，わが国でもほぼ同時代にこの種の研究は進行しており，有用な予防性食素材やその成分の解明などが行われ始めていた。まさに食（成分）によるがん予防の機が国際的に熟してきた時であったのであろう。

2．化学発がんの予防戦略

ヒトがんの大部分を占める化学発がんは，発がん剤（変異原性物質）によって誘発されることは言うまでもないが，実際には，発がん剤以外にも種々の物質が複雑に絡み合って進行することが示唆されている。その過程は現在，①イニシエーション，②プロモーション，③プログレッションの3段階に大きく分けて考えられていることは周知のところである。イニシエーションは，発がん剤がDNAと反応して遺伝子に変異を与える過程である。この遺伝子レベルで損傷を受けた細胞（潜在的腫瘍細胞）が，その後の長期にわたる分裂・増殖過程を経てやがて目に見える腫瘍（良性）となる段階をプロモーション過程，さらに，この長期の過程で生じた腫瘍細胞が種々の因子により浸潤や転移能を持った細胞（がん）に悪性化する段階をプログレッション過程と，便宜的に区分けされている。発がん剤による初期の過程が"イニシエーション期"と統一的によばれるのに対し，その後の2過程は，ひとまとめにして"ポストイニシエーション期"とよばれることもある。

がんを防ぐ立場からは，これらの過程のいずれかを抑制してやればよいことになるが，特に化学的にこの抑制をなしとげようとする戦略はがんの化学予防（cancer chemopreventionまたは単にchemoprevention）とよばれている。Chemopreventionにおいては，健常人（または健常に近い人たち）を対象にすることから，当然ながら，副作用のない化合物が望まれる。この点で，日常的に摂取される食（成分）が注目されるわけである。

(1) イニシエーション期の抑制

発がん物質の環境からの除去は最も有効ながん予防戦略（イニシエーション期の抑制）であろう。このためには，発がん物質の全貌を知らねばならな

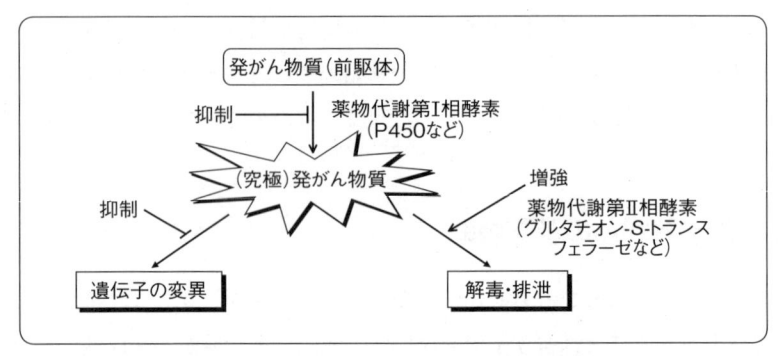

図2-2 発がんイニシエーション期の抑制戦略

いが，われわれはすべての発がん物質を知りうるところではなく，残念ながら現実的な施策ではない。そこで，次なる方策として，発がん物質の実際の効力を失わせるような手段が考えられる。

近年，発がん物質の多くは，図2-2に示すように，それ自身さほど強いDNAとの反応性を持たない形（発がん物質前駆体）で存在していることが明らかとなっている[3]。さらにまた，これら前駆体は生体内で代謝を受けるが，その過程で，ときにはDNAと強く反応する物質（究極発がん物質）が生まれることも，さまざまな発がん物質で確証されてきている[3]。代謝活性化とよばれるこの過程に働く酵素群（P450など）は薬物代謝第Ⅰ相酵素と名付けられ，一方では，脂溶性外来毒物に水溶性を付与し，体外への排泄に寄与している。ベンツピレンやTrp-P-1/P-2など，それぞれ多環芳香族炭化水素類や芳香族アミン類，さらにはアフラトキシンなど，よく知られた多くの発がん物質は，代謝活性化によって発がん性が生じてくることが知られている[3]。そこで，究極発がん物質を生み出さないよう代謝を調節することが化学予防の一手段と考えられる。また，究極発がん物質が遺伝子に変異を与える段階を何らかの方法で阻止する手法も理にかなったものと考えられる。

一方，現在，上記の手法以上に注目されている戦略は，さらなる外来異物の排泄を狙った予防法である。生体には第Ⅰ相酵素群とともに，これら酵素群により代謝・生成された物質（究極発がん物質など）の無毒化や効率的な

排泄を促す機構が備わっている。この過程に関与する酵素群は薬物代謝第II相酵素とよばれ、外来毒物それ自身やその中間代謝物の水溶性をさらに増す方向で働く抱合化酵素群などが含まれている(図2-2)。例えば、グルタチオン抱合などに関与するグルタチオン-S-トランスフェラーゼなどである。そこで、イニシエーション過程の抑制的観点からは、究極発がん性物質を速やかに体外へ排泄させるよう第II相酵素群の増強を図ることが考えられよう[4]。

実際に、イニシエーション期の抑制が検定できるAmes法[5](代謝活性化検定試験)などの簡便試験法が種々確立され、さまざまな食由来予防性成分が報告されている。例えば、植物性食素材に広く含まれるフラボノイド(イソフラボノイドも含む)類の予防活性の一部は、代謝第I相酵素群の調節により究極発がん物質の生成を抑えることで説明されている[6]。一方、ブロッコリーやキャベツなどアブラナ科植物に存在する含硫成分(イソチオシアネート類など)など(後述するように、一部の含窒素系成分も同様な作用がある)は代謝第II相酵素群の誘導・活性化により発がんを阻害すると考えられている成分である[4]。

(2) プロモーション期の抑制

一方、プロモーションはイニシエーションほど単純ではなく、細胞の増殖にかかわる多彩な事象が複雑に絡み合った結果もたらされる過程である。実際、発がんプロモーターの持つ核酸・タンパク質などの生体高分子・酵素・細胞・組織レベルでの多様な作用が明らかにされ、これら作用のいずれかを阻害する素材や成分の追求がなされている[7]。これまで知られている発がん抑制物質の多くはプロモーション期を抑制するものであり(化合物によっては、イニシエーションとプロモーションの両期に同時に作用するものもある)、後述するように、この範疇に含まれる食成分はポリフェノール類、フェニルプロパノイド、さらにはカロテノイドを含むテルペノイドなど化学構造的に多岐にわたっている。この事実は、逆にプロモーション過程の複雑さを反映しているのかもしれない。

筆者らもこれまで、主としてプロモーションの抑制を念頭に、食素材のス

クリーニングから，候補成分の単離・同定，動物実験，さらには作用機序の解析に至るまでの研究を展開してきた。そこで，プロモーション期の抑制につき，まずは，筆者らの研究を具体例として紹介することにする。

なお，ここで，以下本稿で紹介される主要ながん予防成分の化学構造式を図2-3〜2-5にまとめておく。

第1群：ポリフェノール

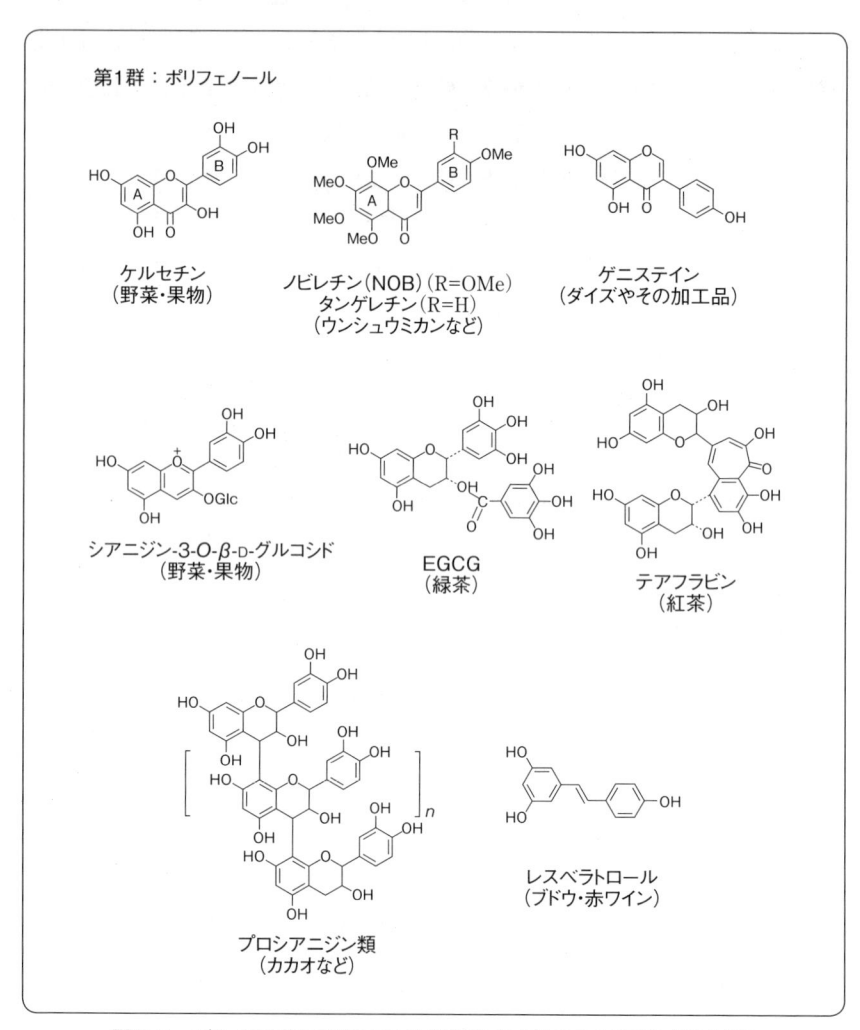

ケルセチン
（野菜・果物）

ノビレチン（NOB）（R=OMe）
タンゲレチン（R=H）
（ウンシュウミカンなど）

ゲニステイン
（ダイズやその加工品）

シアニジン-3-O-β-D-グルコシド
（野菜・果物）

EGCG
（緑茶）

テアフラビン
（紅茶）

プロシアニジン類
（カカオなど）

レスベラトロール
（ブドウ・赤ワイン）

図2-3 がんの予防に期待される代表的食成分の化学構造（第1群）

2. 化学発がんの予防戦略　37

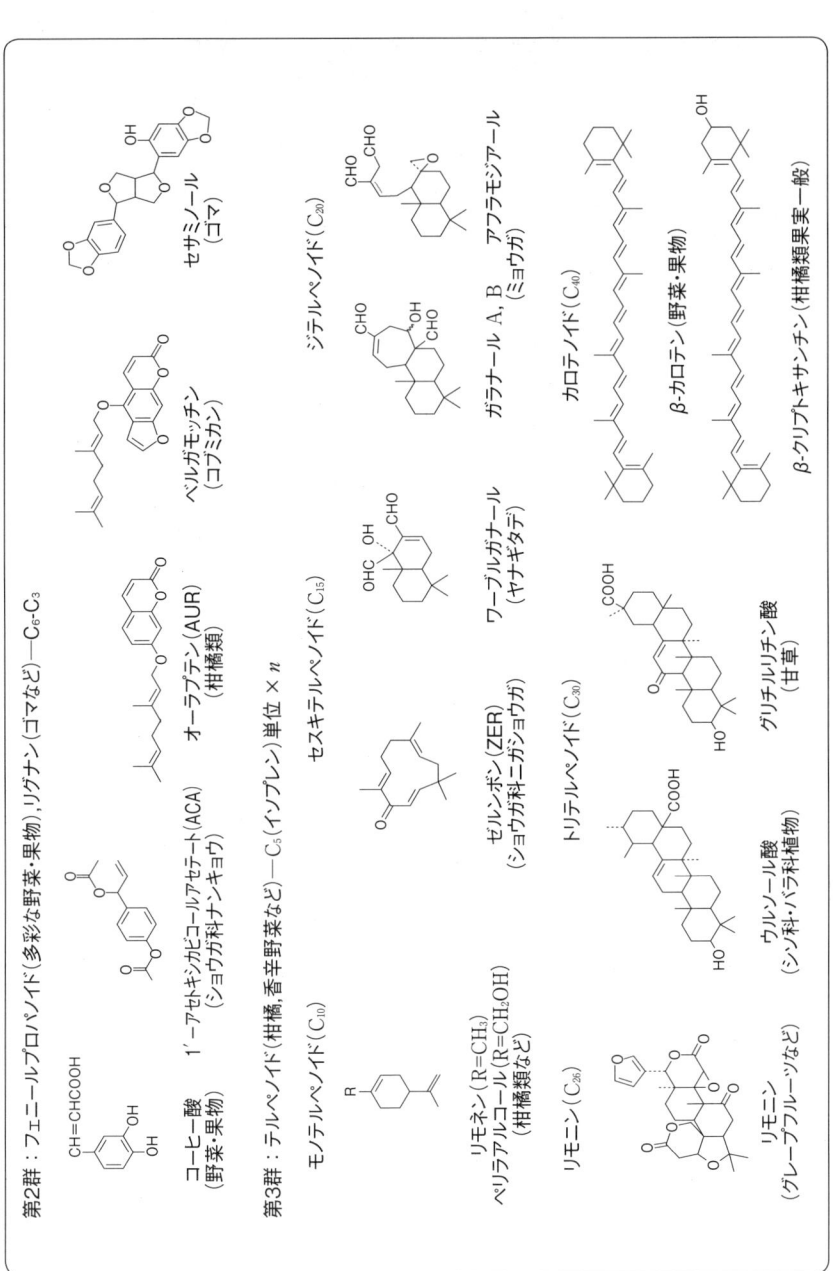

図2-4　がんの予防に期待される代表的食成分の化学構造（第2,3群）

第4群：クルクミノイド（ジアリルヘプタノイド）関連成分（ショウガ科植物）

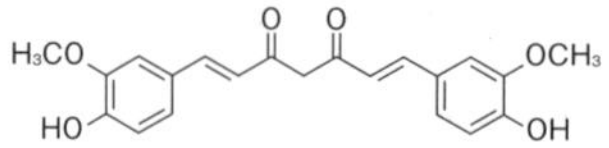

クルクミン

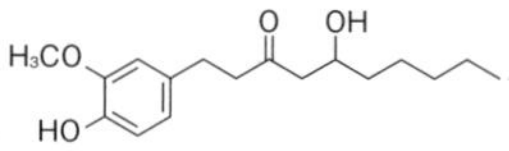

[6]-ジンゲロール

第5群：含硫化化合物（アブラナ科・ユリ科ネギ属野菜）

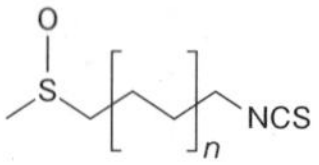

スルフォラファン（$n=1$：ブロッコリー）
MSHI（$n=2$：ワサビ）

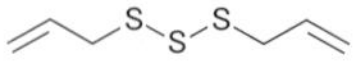

ジアリルトリスルフィド

第6群：含窒素化合物（アブラナ科野菜）

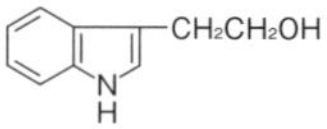

インドール-3-カルビノール

第7群：その他　抗酸化性ビタミン（A, C, Eなど），タンニン類，食物繊維など

図2-5　がんの予防に期待される代表的食成分の化学構造（第4〜7群）

3. プロモーション期を抑制する食素材や食成分：筆者らの研究を例に

(1) プロモーション期の抑制を検定する簡便試験法

　筆者らは，プロモーション期を抑制する食素材や食成分を究明するために，プロモーション活性をよく反映しているとされる簡便検出法，Epstein-Barrウイルス（EBV）活性化抑制試験を利用してきた。詳しい処方などは原著[8]に譲るが，本法は発がんウイルスとして知られているEBVが各種発がんプ

ロモーターで活性化され,早期抗原を誘導する事実に基づいている。すなわち,早期抗原誘導活性の検出とは逆に,食素材抽出物がこの誘導活性をどの程度抑制するかを求めるもので,本法は現在,発がんプロモーション抑制活性の簡便検出法(短期検出法)として各所で汎用され,また,EBV活性化抑制物質の多くは各種動物実験系において阻害的であることが実証されている。

(2) プロモーション期を抑制する食素材

上記のEBV活性化抑制試験により,これまで,アジア産の野菜や果物を中心に500種以上について総合的なスクリーニングを行ってきた[9)-12)]。本スクリーニング試験を通して,①(亜)熱帯産食用植物は温帯産のそれよりも強いEBV活性化抑制作用を示す種が多いこと,②ショウガ科,ミカン科(柑橘類),シソ科,セリ科,アブラナ科など,どちらかと言えば調味,薬味,香辛用など非栄養的に摂取される植物科には強い活性を持つ種が頻度高く認められること,さらには,③注目すべき種が前述のアメリカ・デザイナーフーズ計画で評価された種と多数重なることなどが指摘されてきた。また,並行して,強い活性植物種より,これまで50種以上の成分を強力なEBV活性化抑制物質として単離・構造決定してきた[9)-12)]。

一方,簡便検出法レベルで予防性が示唆されている食成分は数百に上ると思われるが,動物モデルでその効果が確認されている成分ははるかに少ない。この主たる理由は候補成分の供試量に限りがあることにある。筆者らの研究においてもその通りで,これまで動物モデル実験系へ持ち込まれた成分は10種にも満たない。ここでは,これらのうち多彩な動物実験系へと持ち込むことができた次の4種の成分について,以下に動物実験成績やその作用機序などを紹介する[9)-12)]。

(3) ACA, ZER, AUR, およびNOBの動物実験成績と作用機序

筆者らがこれまで焦点を当ててきた4種の食成分は1´-アセトキシカビコールアセテート(ACA),ゼルンボン(ZER),オーラプテン(AUR)(いずれの構造式も図2-4参照)およびノビレチン(NOB)(構造式 図2-3参照)

である。ACAとZERは，それぞれ（亜）熱帯産ショウガ科のナンキョウおよびハナショウガに，またAURとNOBは多様なミカン科植物（柑橘類）に含まれる成分である。このうち，ACAは合成的に，また残る3種は天然素材からの大量調整が可能であり，この特性が動物実験・作用機序の解明，さらには代謝・吸収の究明に利したことになる。

表2-1に，上記4種の化合物についてこれまで得られている動物実験成績（いずれも化学発がんの抑制効果である）をまとめた。個々の実験の詳細は上記の総説[9)-12)]およびその中で示されている原著論文に譲ることとするが，ACAとAURについてはすでに多様な実験系での結果が得られている。ACAでは，発がん剤DMBAと発がんプロモーターTPAによる皮膚二段階発がんをはじめ各種発がん剤による口腔，食道，大腸，肝臓，胆管のがんなどに対して抑制的であった。AURでは，コリン欠乏アミノ酸（CDAA）食による肝発がん誘導実験系においては促進気味（未発表）であった以外は，ACAと同様，広く抑制効果が確認されている。なお，AURの対肝発がんに

表2-1　ACA, AUR, NOB および ZER の化学発がん動物実験成績

対象臓器・組織	使用動物	発がん剤	効果 ACA	効果 AUR	効果 NOB	効果 ZER
皮膚[1]	マウス	DMBA/TPA	↓	↓	↓	↓
口腔[2]	ラット	4-NQO	↓	↓	NT	NT
食道[2]	ラット	NMBA	↓	↓	NT	NT
大腸（短期）[2]*	ラット	AOM	↓	↓	↓	↓
大腸（長期）[2]	ラット	AOM	↓	↓	NT	NT
肝臓[3]**	ラット	CDAA	↓	↑	NT	NT
肝臓[2]	ラット	DEN	NT	↓	NT	NT
胆管[4]	シリアンハムスター	BOP	↓	NT	NT	NT

[1]NOBは西野（京都府医大）らとの共同研究，[2]森（岐阜大・医），田中（金沢医大）らとの共同研究，[3]小西，中江（奈良医大）らとの共同研究，[4]西川，広瀬（国・医薬品食品衛生研究所）らとの共同研究。
DMBA/TPA: dimethylbenz [a] anthracene/12-O-tetradecanoylphorbol-13-acetate, 4-NQO: 4-nitroquinoline 1-oxide, NMBA: N-nitrtosomethylbenzylamine, AOM: azoxymethane, CDAA diet: choline-deficient (L)-amino acid defined diet, DEN: N,N-diethylnitrosoamine, BOP: N-nitrosobis (2-oxopropyl)-amine.
↓：抑制，↑：促進，NT：未試験（実施中を含む），*ACF形成，**肝臓GST-P陽性巣の発現

おいては，*N,N*-ジエチルニトロソアミン（DEN）を用いた系で評価すると効果ありとの結果が得られている[13]。いずれにしろ，動物実験成績から判断する限り，AURは対肝臓には慎重なるアプローチが必要であろう。なお，NOBやZERではこれまでのところ限られた実験系での結果であり，現在さらに多様な実験系でその抑制性が検証されつつある。

　動物実験とともに，食成分それぞれの作用機序の解析も重要である。表2-2は，上記4種の化合物について発がんと関連深い種々の生理活性を検討した結果をまとめたものである（詳細は動物実験成績と同様，総説・原著論文[9)-12)]を参照のこと）。興味あることに，細胞レベルの実験においてラジカル産生系を抑制する活性が4種に共通して認められた。すなわち，起炎剤でもある発がんプロモーターTPAで刺激した炎症性白血球細胞からのスーパーオキシド（O_2^-）の産生や，リポポリサッカライド（LPS）またはインターフェロン-γ（IFN-γ）（または両者同時の投与）で刺激したマクロファージ（RAW264.7）由来の一酸化窒素（NO）の産生を強く抑制する作用が認められた。前者ではNADPH系への何らかの阻害的効果と考えられ，また，後者では誘導性NO合成酵素（iNOS）の産生阻害であることが明らかになっている[9)-12)]。炎症性白血球によってもたらされる酸化ストレスを軽減させる効果は，ACAをはじめとする数種の食成分について動物実験的に確証でき

表2-2　ACA, AUR, NOBおよびZERの各種生理活性

活　性	ACA	AUR	NOB	ZER
EBV活性化	↓	↓	↓	↓↓
O_2^-産生（NADPHオキシダーゼ）	↓	↓	↓	↓
O_2^-産生（キサンチンオキシダーゼ）	↓	－	－	－
NO産生（iNOS発現）	↓↓	↓	↓	↓↓
COX-2誘導	↓	↓	↓	↓↓
PGE$_2$遊離	↓	↓	↓	↓↓
TNF-α産生	↓↓	↓	↓	↓
浮腫形成（マウス皮膚）	↓↓	↓↓	↓	NT
アポトーシス誘導	↑	↑	↑	↑
GST誘導（ラット肝臓，大腸）	↑	↑	NT	NT

↓↓：強く抑制，　↓：抑制，　↑：促進または増強，　－：不活性，　NT：未試験

ている[14)-17)]。炎症細胞から発生するフリーラジカルや炎症メディエーターは慢性炎症の中枢的な役割を担っており，ときには多彩な疾病の要因となっている。例えば，マクロファージに存在する2種の炎症関連誘導型酵素〔NO合成酵素（iNOS）とシクロオキシゲナーゼ-2（COX-2）〕の発現はがんや関節リウマチ，さらには動脈硬化などに関連していることが示唆されている[18),19)]。確かに，4種の化合物にはRAW264.7細胞を用いた系において，LPSで誘導される炎症関連マーカー（COX-2，PGE$_2$，TNF-αなど）の産生（もしくは放出）抑制作用が確認できた[9)-12)]。

　最近，COX-2の過剰産生が，特に大腸発がんと関連していると考えられているので，RAW264.7細胞においてLPSで誘導されるCOX-2の誘導に関して，4種の化合物の作用点をより詳しく解析してみた[20)]。LPS刺激からCOX-2の発現に至る過程で作動する重要な経路のひとつとして，MAPキナーゼ（mitogen-activated protein kinases：MAPKs）経路に焦点が当てられ，本経路に関連する種々の転写因子の活性化（抑制）が注目されている。すなわち，図2-6に示すように，炎症細胞はLPSなどの化学的刺激を細胞膜上のTLR4とよばれるレセプターによって認識され，続いてMAPキナーゼ（MAPK）やAkt（プロテインキナーゼB）の活性化，さらにはそれに続くAP-1，NF-κB，およびCREBなどの転写因子の活性化などが誘導される。また，転写後の機構として，p38経路の活性化によるmRNAの安定化や，mTORシステムに代表される翻訳調節機構の重要性も指摘されている。以上の知見に基づいて，本経路に関与する種々の分子の活性化状態を解析したところ，4種はそれぞれ異なった分子に働いていることが明らかとなった。すなわち，①ACAはERK1/2とJNK1/2の活性化を抑制する一方で，p38の活性化には影響しない。②NOBはMAPKsの活性化を許す一方で，転写因子AP-1，NF-κB，CREBなどの活性化を阻害した。このことから，NOBは転写補助因子（CBP/p300など）に何らかの影響を与えている。③ZERはp38経路のMK-2下流部で作用し，LPSによるmRNA安定化機構を解除している。④AURはCOX-2 mRNAの発現には影響を与えないが，そのタンパク質発現は阻害する。この事実から，AURは翻訳機構に何らかの作用を有

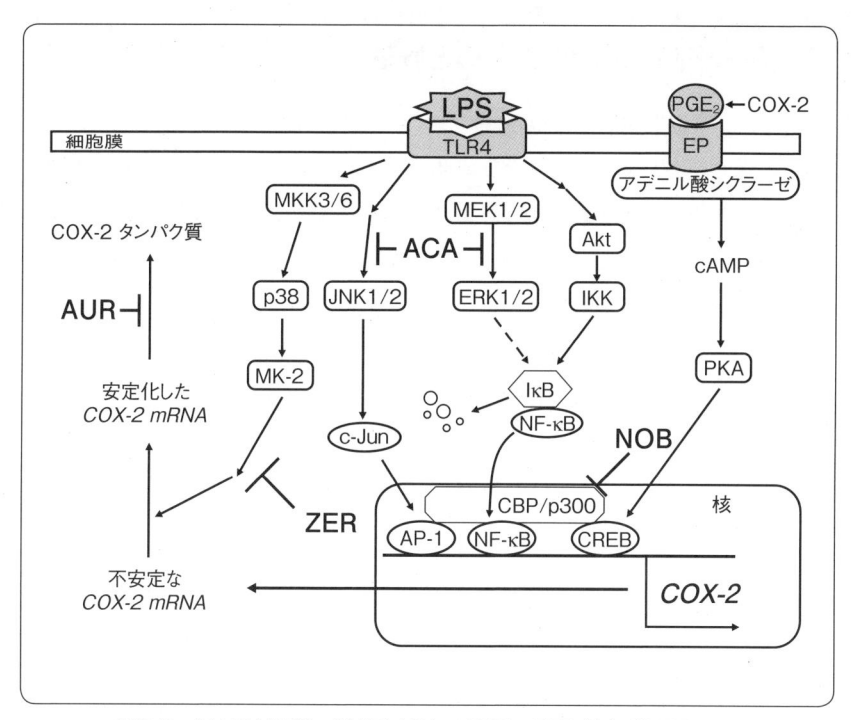

図2-6 MAPK経路におけるACA，AUR，ZERおよびNOBの
　　　 COX-2発現に対する作用様式

するユニークな成分である。さらなる解析が待たれるが，このように食品中に多彩な様式で作用するCOX-2発現抑制成分が存在していることは興味深い事実である。

　一方，抑制とは逆に増強される生理活性としては，GSTなどの薬物代謝第Ⅱ相酵素の誘導活性が一部の成分に確認されている。口腔や大腸発がん抑制動物実験において，発がん剤と同時の投与（イニシエーション期）においても，プロモーション期と同様に抑制効果が認められており[21)-24)]，これらの結果は，薬物代謝第Ⅱ相酵素の誘導活性で一部説明できるかもしれない。

4. がん予防・現状のまとめと展望

(1) がん予防に有望な食成分

　ここまで紹介してきたように，さまざまな検出系にて，これまで，がんに予防的な多彩な食素材が選択されてきている。ここで，イニシエーション期・プロモーション期を問わず，がん予防に期待される食素材について，既報[25]をも参考にして筆者なりにまとめた結果を表2-3に示しておく。

　また3.(2)でも記したように，量的な制限から動物実験系でがん予防効果が確証されている食成分は限られているが，簡便試験法レベルでその効果が示唆された成分は数百にも上る。これらをも参考[25),26)]にすれば，予防因子についてはある程度化学的類別化ができる時代となってきている。表2-4

表2-3　がん予防に期待される代表的植物性食素材

ユリ科	タマネギ，ニンニク，アサツキ，ニラ
アブラナ科	キャベツ，ブロッコリー，カリフラワー，ダイコン，カブ，芽キャベツ
ナス科	トマト，ナス，ピーマン，ジャガイモ
セリ科	ニンジン，セロリ
ウリ科	キュウリ，メロン，カボチャ
キク科	ゴボウ，シュンギク
ミカン科(柑橘類)	オレンジ，レモン，グレープフルーツ
キノコ類	シイタケ，エノキ，マッシュルーム，キクラゲ
海藻類	ヒジキ，ワカメ，コンブ
穀類・豆類	玄米，全粒小麦，大麦，亜麻，燕麦，大豆，インゲン豆
油糧種子類	オリーブ
ショウガ科	ショウガ，ターメリック(ウコン)，ナンキョウ，ミョウガ，ハナショウガ
シソ科	ローズマリー，セージ，タイム，バジル，ハッカ，シソ
その他	タラゴン，カンゾウ，オレガノ，ゴマ
嗜好品	緑茶，紅茶，ウーロン茶，ココア

文献25)のデータに筆者加筆

4．がん予防・現状のまとめと展望　*45*

表2-4　がん予防が期待される主要植物性食成分

化合物区分	化合物［主たる起源植物］
ポリフェノール	EGCGなどのカテキン［緑茶など］，ケルセチン・ルテオリンなどのフラボノイド［多彩な野菜・果物］，ゲニステイン・ダイゼインなどのイソフラボノイド［大豆など］，シアニジン・アントシアニン類［多彩な野菜・果物］，レスベラトロール［ブドウなど］
フェニルプロパノイド	コーヒー酸［多彩な野菜・果物］，ACA［ナンキョウ］，オーラプテン［カンキツ類］，セサミノール［ゴマ］
テルペノイド	リモネン［カンキツ類］，ペリラアルコール［カンキツ類］，ゼルンボン［ハナショウガ］，ウルソール酸［シソ科・バラ科植物］，各種のカロテノイド［多彩な野菜・果物］
クルクミノイド	クルクミン［ウコンなど］
含硫化合物	スルフォラファン［アブラナ科植物］，各種のスルフィド類［ニンニクなどユリ科・ネギ属植物］
含窒素化合物	インドール-3-カルビノール［アブラナ科植物］
その他	抗酸化性ビタミン，タンニン類，食物繊維など

に，これら有望な食成分を，基本的には植物二次代謝物の生合成経路に則って筆者なりに分類し，まとめてみた。

　以下，それぞれの化合物群について少しの解説を加えておく（なお，構造式は図2-3～2-5を参照のこと）。

　第1群は，フェノール性水酸基を分子内に多数個持つ，いわゆるポリフェノールとよばれる化合物群である（図2-3）。本群化合物は必ずしも生合成的視点からの分類ではないが，がん予防の分野では一般的にこの呼称で示される重要な成分が多数あるので，ここでは独立した群として分けた。この中には，ケルセチンやゲニステインなどで代表される，それぞれフラボノイドやイソフラボノイドが，また，緑茶成分としてよく知られているカテキン類〔図2-3にはその中の最も強力なカテキン，(－)-エピガロカテキンガレート（EGCG）が示してある〕やその重合体などが含まれている。食品色素であるアントシアニン類（アグリコン部をアントシアニジン類と称し，図2-3にはシアニジンをアグリコンとする例が記載されている）もポリフェノールの

一角を占める。これらの化合物は，基本炭素骨格として2個のベンゼン環とそれぞれを繋ぐ3個の炭素から成り，C_6-C_3-C_6型化合物として植物中に広く存在する成分である。もちろん，レスベラトロールのように，この骨格からははずれるが，多数個のフェノール性水酸基を含む化合物類もポリフェノール群として区分される。

第2群は，フェニルプロパノイドとよばれるC_6（ベンゼン環)-C_3の基本炭素骨格から成る化合物群である（図2-4）。コーヒー酸（カフェ酸とも称される）のほか，筆者らの研究で見いだされたACAやAUR〔前項3．(3)〕などがその代表としてあげられる。ゴマに含まれるリグナン，セサミノールもフェニルプロパノイドの二量体と理解できる。

枝分かれした炭素5個（イソプレン鎖，C_5）単位から成る化合物類はテルペノイド（またはテルペン）とよばれ，これらは第3群に位置付けられる（図2-4）。イソプレン鎖2単位，3単位，4単位，および6単位から成るテルペノイドをそれぞれモノテルペノイド（リモネン，ペリラアルコール），セスキテルペノイド（ゼルンボン，ワーブルガナールなど），ジテルペノイド（ガラナール，アフラモジアールなど），トリテルペノイド（ウルソール酸，グリチルリチン酸など）とよぶなど，イソプレン単位数によって多様なテルペノイドもさらに分類整理されている。イソプレン鎖5単位から成るテルペノイドも実在するがまれで，がん予防性成分として知られているものは現在のところ知られていない。炭素40個から成るカロテノイドも，イソプレン鎖8単位から成るテルペノイド（またはテルペン）である。

ショウガ科植物にはクルクミノイドとよばれる特異な機能性成分を含む種が多い。特に，ウコンに含まれるクルクミンは多彩な動物実験系で発がん抑制作用を示すことから，有望ながん予防成分として注目されている。クルクミンと同様の基本炭素骨格，C_6-C_7-C_6を持つ化合物類はジアリルヘプタノイドまたはクルクミノイドと称され，がん予防の分野においては重要な化合物の一群をなしている（図2-5）。なお，私たちに馴染み深い，いわゆるショウガには，[6]-ジンゲロールをはじめとする多様な生理活性成分が含まれている。これらは，C_6-C_7-C_6型ではないが，ショウガの仲間から得られる関連成

分として，ここでは便宜的に第4群（クルクミノイド関連成分群）に含めた。

　第5群は硫黄原子を含む，いわゆる含硫化合物群である（図2-5）。本群化合物を産する植物は限られているが，その代表植物科（または属）はキャベツ，ブロッコリー，ワサビなどのアブラナ科植物と，ニンニクをはじめとするユリ科・ネギ属植物である。前者では，スルフォラファンや6-メチルスルフィニルヘキシルイソチオシアネート（MSHI）にみられるように，特異なイソチオシアネート基（-NCS）を持っている。一方，後者では種々のポリスルフィド類（図2-5には3個のSを持つトリスルフィドがあげられている）が発がん抑制に関与する成分とされている。

　含窒素化合物にも発がんを抑制する成分が知られている（第6群）。その代表は，アブラナ科植物に広く存在するインドール系アルカロイドである（図2-5）。

　第7群・その他として，抗酸化性ビタミン（A，C，Eなど），食物繊維などが予防性成分としてあげられる（図2-5，構造式省略）。

　このような発がん抑制食成分の化学的分類・整頓は，予防成分の生理的特性の整頓にも繋がるものと考えられる。

(2) がん予防に標的となる一般的作用機序

　多様な予防性因子を用いたこれまでの研究例から，がんの化学予防における重要な作用機序として，抗酸化性，抗炎症性，免疫活性の増強，ホルモン活性の修飾，代謝酵素活性の修飾，血管新生の阻害，アポトーシスの誘導，細胞分化の誘導，細胞増殖の阻害などが指摘されている[25]。いずれが最も核心をついた作用であるかについては未だ明らかではないが，2.(1)でも記したように，おそらく，がん（特にプロモーション過程）は種々の要因が複雑に絡み合って生じる現象であり，その抑制にも多彩な作用機序が関係するものと考えられる。例えば，カテキンやフラボノイドなどのポリフェノール類では，抗酸化作用をはじめとして抗炎症，免疫活性の増強，代謝酵素活性の修飾作用，アポトーシスの誘導や細胞増殖の抑制活性など，多くの生理作用が重複して認められている[25],[26]。もっとも，抗酸化性，抗炎症性，さらに

はアポトーシスの誘導作用などは互いに連携した作用とも考えられるので，必ずしも多彩とは言えないかもしれない。大きくまとめてみると，酸化ストレス抑制作用，免疫活性の調節作用，薬物代謝酵素の調節作用などが，予防因子の機能として標的ともなるべき重要な特性かもしれない。なお，多種多様な予防性食成分の中で作用機序が限定的に示されている例として，表2-4に示したスルフォラファンをはじめとする含硫化合物やインドール-3-カルビノールがあり，これらは代謝第II相酵素群の誘導活性で説明されていることは3．(2)で記したとおりである[4]。

(3) まとめと展望

ここまで，がん予防に対する食への期待や学術的現状について記してきた。予防性食素材や食因子の究明，さらには作用機序の解明などが十分熟してきている現状において，本分野に突きつけられている究極の課題は，真に"ヒトがん"に有効かどうかである。実際，ヒトでの有効性が実証された例は極めて限られている。1990年代初頭，当時最も期待の大きかったβ-カロテンを用いて大規模な介入試験が種々実施された。その結果は，1例は効果ありであったが，逆の評価（または効果なし）が数多く提出された。成功であった1例は，野菜や果物の摂取量の少ない中国・林県（Linxian）における消化器がん予防のケースで[27]，他方，失敗例の代表はフィンランドにおける喫煙者を対象とした対肺がんである[28]。これらの結果などを踏まえ，その後β-カロテンによる介入試験はいずれも続行中止となった経緯がある。これらの結果は，一方では，chemopreventionにおいて，どのような予防性食因子を，どのような群に，どのような投与量で与えるべきかを十分検討したうえで，介入試験をする必要があることを知らしめた機会でもあった。

このようななか，最近，西野と神野は，C型肝炎ウイルスによる肝硬変患者の肝細胞がんへの移行に対する複合カロテノイドの効果を5年間にわたって調べ，プラセボ群に比し投与群では50%以上の抑制効果を示すとの画期的な報告をした[29]。この試験で特筆しておくべき点は，対象群が肝細胞がんに対する危険群であったこと，ならびに，用いたカロテノイドがリコペンを主

とする複合カロテノイドであったことであろう．予防的視点からは，健常人に対するそれが理想的ではあるが，その効果の判定は極めて難しい．したがって，現状では，危険群への有効性を確証してゆくことが学術的にはまずは取られるステップと考えられる．また，単独成分の過剰投与の弊害と低用量複合系による毒性軽減化効果が各種細胞レベル・動物実験レベルで明らかにされつつある昨今，複合カロテノイドで評価できる結果を得た点は，応用への展開を考えるうえで大きな示唆を与えたものと考えられる．

近年，食に求められる重要なる機能として抗酸化性が注目され，一方では，その摂取が必要以上に喧伝されている感がなきにしもあらずである．このような状況下，最近，抗酸化性成分の限界を示す種々の報告（先述したβ-カロテンの逆結果もそうである）がなされつつある．ここで，その顕著な例として，(−)−エピガロカテキンガレート（EGCG）をはじめとする緑茶カテキン類〔緑茶ポリフェノール（GTP）ともよばれる〕について紹介しておこう．

緑茶カテキン類（または EGCG）は，がんの予防作用，アレルギーやコレステロール低下作用，虫歯予防効果など多彩な生理効果があることで，現在，広く生活習慣病予防に対する機能性食因子として最も注目されている成分のひとつである．がん予防を一例に取ると，さまざまな動物実験成績と豊富な疫学研究成果を踏まえ，実際にヒト介入試験が各所で実施されているのが現状である[30]．しかしながら他方で，緑茶カテキン類に潜在する好ましくない作用（逆作用または副作用）も，近年，続々と報告されつつある．例えば，緑茶カテキン類が大腸発がんを増強する作用[31,32]や，EGCGがRAW264.7細胞においてCOX-2やTNF-αの産生を上昇[33]させることなどである．

筆者らも，最近，がんの転移に重要な役割を果たす酵素，マトリックスメタロプロテアーゼ（matrix metalloproteinase-7：MMP-7）の産生度合いをヒト大腸がん細胞株HT-29で検討したところ，期待に反してEGCGが著しく増強することを認めた[34]．さらに，起炎剤（硫酸デキストリン塩）と発がん剤（ジメチルヒドラゾン：DMH）の同時投与の動物実験系において，

EGCGを主成分とする緑茶ポリフェノールの少量摂取では大腸における腫瘍形成には抑制的であるが，大量に摂取させると促進するとの結果を得た（未発表）。さらなる検討が必要ではあるが，この事実は炎症が進展した生体ではEGCGの逆作用が現れてくることもあることを示唆しているように思える。EGCGの発揮する多彩な生理機能は，主としてその抗酸化活性で説明されている。しかしながら，他方では，上述したように，酸化促進作用と考えられるさまざまな生理効果が確認されている。これら緑茶カテキン類の生体に対する正負の作用については筆者らの総説[35]を参考にしていただきたい。

以上，緑茶カテキンで示した多彩な研究例は，がん予防における学術レベルにおける今後の重要な展開，すなわち，「どんな食成分（食素材）を，どれだけ，どんな人たちに与えるか」を促しているようである。

「がん予防の科学」は未だ発展途上にあると考えられる。本分野の学術的成果を一刻も早く享受できる時代が到来することを願っている。

謝辞：筆者らの一連の研究は多くの共同研究者によってなされたものである。研究全般にわたって共同実施していただいた小清水弘一教授（京都大学・農学部および近畿大学・生物理工学部），村上 明博士（近畿大学・生物理工学部，現京都大学・農学研究科），および中村宜督博士（現岡山大学・農学部）ら，動物実験にて共同研究していただいた森 秀樹教授（岐阜大・医学部），田中卓二教授（金沢医大），小西陽一教授（奈良県医大），ならびに西川秋佳および広瀬雅雄両博士（国立衛試）ら，さらには作用特性解析につきご指導・ご教示をいただいた若林敬二博士（国立がんセンター研）らに厚く御礼申しあげます。

文 献

1) Doll R. and Peto R. : The causes of cancer : quantitative estimates of avoidable risks of cancer in the United States today. The Natl Cancer Inst 1981; 66; 1191-1308.
2) 大澤俊彦: デザイナーフーズとファンクショナルフーズ．がん予防食品—フードファクターの予防医学への応用（大澤俊彦，大東 肇，吉川敏一 監）．シーエムシー出版，東京，1999，p.3-15.

3) 首藤紘一，橋本祐一：発癌と制癌の化学．廣川書店，東京，1990，p.1-247.
4) 内田浩二：Phase II 解毒酵素誘導によるがん予防．がん予防食品—フードファクターの予防医学への応用（大澤俊彦，大東　肇，吉川敏一 監）．シーエムシー出版，東京，1999，p.86-94.
5) Ames B.N., McCann J. and Yamasaki E. : Methods for detecting carcinogens and mutagens with the Salmonella/Mammalian-microsome mutagen test. Mutation Res 1975; 31; 347-364.
6) 金沢和樹，上原万里子：ポリフェノール．機能性食品の事典（荒井綜一，阿部啓子，金沢和樹ほか編）．朝倉書店，東京，2007，p.199-239.
7) 小清水弘一：植物成分と発癌抑制効果（その１）．Health Digest 1992; 7; 1-10.
8) Ito Y., Yanase S., Fujita J. et al. : A short-term *in vitro* assay for promoter substances using human lymphoblastoid cells latently infected with Epstein-Barr virus. Cancer Lett 1881; 13; 29-37.
9) 大東　肇：がん予防に期待される（亜）熱帯東南アジアの食材とその活性成分．日本農芸化学会誌 2002; 76; 460-462.
10) 大東　肇，村上　明：熱帯産ショウガ科植物成分の生理機能的特性．FOOD Style 2001; 21; 54-57.
11) 大東　肇，中村宜督，村上　明：熱帯アジアの食材の発がん抑制効果と活性成分．FOOD Style 1998; 21; 31-35.
12) 村上　明，大東　肇：亜熱帯産野菜類：発がん予防物質の新しい検索対象—東南アジア産野菜類（1´-acetoxychavicol acetate を例として）．成人病予防食品の開発（二木鋭雄ほか編）．シーエムシー出版，東京，1998，p.142-148.
13) Sakata K., Hara A., Hirose Y. et al. : Dietary supplementation of the citrus antioxidant auraptene inhibits N,N-diethylnitrosoamine-induced rat hepatocarcinogenesis. Oncology 2004; 66; 244-252.
14) Nakamura Y., Murakami A., Ohto Y. et al. : Suppression of tumor prompter-induced oxidative stress and inflammatory responses in mouse skin by a superoxide generation inhibitor 1´-acetoxychavicol acetate. Cancer Res 1998; 58; 4832-4839.
15) Nakamura Y., Ohto Y., Murakami A. et al. : Inhibitory effects of curcumin and tetrahydrocurcuminoids on the tumor promoter-induced reactive oxygen

species generation in leukocytes *in vitro* and *in vivo*. Jpn J Cancer Res 1998; 89; 361-370.

16) Nakamura Y., Kawamoto N., Ohto Y. et al. : A diacetylenic spiroketal enol ether epoxide, AL-1, from *Artemisia lactiflora* inhibits 12-O-tetradecanoylphorbol-13-acetate-induced tumor promotion possibly by suppression of oxidative stress. Cancer Lett 1999; 140; 37-45.

17) Kim O.K., Murakami A., Takahashi D. et al. : An avocado constituent, persenone A, suppresses expression of inducible forms of nitric oxide synthase and cyclooxygenase in macrophages, and hydrogen peroxide generation in mouse skin. Biol Biotecnol Biochem 2000; 64; 2504-2507.

18) Subbaramaiah K. and Dannenberg A. J. : Cyclooxygenase 2: a molecular target for cancer prevention and treatment. Trends Pharmacol Sci 2003; 24; 96-102.

19) Murakami A. and Ohigashi H. : Targeting NOX, iNOS and COX-2 in inflammatory cells: chemoprevention using phytochemicals. Int J Cancer 2007; 121; 2357-2363.

20) Murakami A., Shigemori T. and Ohigashi H. : Zingiberaceous and citrus constituents, 1´-acetoxychavicol acetate, zerumbone, auraptene, and noboletin, suppress lipopolysaccharide-induced cyclooxygenase-2 expression in RAW264.7 murine macrophages through different modes of action. J Nutr 2005; 135; 2987S-2992S.

21) Ohnishi M., Tanaka T., Makita H. et al. : Chemopreventive effect of a xanthine oxidase inhibitor, 1´-acetoxychavicol acetate, on rat oral carcinogenesis. Jpn J Cancer Res 1996; 87; 349-356.

22) Tanaka T., Kawabata K., Kakumoto M. et al. : Chemoprevention of azoxymethane-induced rat colon carcinogenesis by axanthine oxidase inhibitor, 1´-acetoxychavicol acetate. Jpn J Cancer Res 1997; 88; 821-830.

23) Tanaka T., Kawabata K., Kakumoto M. et al. : Chemoprevention of 4-nitroquinoline 1-oxide-induced oral carcinogenesis by citrus auraptene in rat. Carcinogenesis 1998; 19; 425-431.

24) Tanaka T., Kawabata K., Kakumoto M. et al. : Citrus auraptene exerts dose-dependently chemoprevetive activity in rat large bowel tumorigenesis; the

inhibition correlates with suppression of cell proliferation and lipid peroxidation and with induction of phase II drug-metabolizing enzymes. Cancer Res 1998; 58; 2550-2556.

25) 大澤俊彦：がん予防食品開発の新展開―予防医学におけるバイオマーカーの評価システム．シーエムシー出版，東京，2005，p.1-354.

26) 大澤俊彦，小林　博，渡辺　昌ほか：がん予防食品―フードファクターの予防医学への応用（大澤俊彦，大東　肇，吉川敏一　監），シーエムシー出版，東京，1999，p.1-298.

27) Blot W. J., Li J. Y., Yu Y. et al. : Nutrition intervention trials in Linxian, China: Supplementation with specific vitamins/mineral combinations, cancer incidence, and disease-specific mortality in the general population. J Natl Cancer Inst 1993; 85; 1483-1492.

28) The Alpha-Tocopherol Beta Carotene Cancer Prevention Study Group: The alpha-tocopherol, beta-carotene lung cancer prevention study: design, methods, participant characteristics, and compliance. N Engl J Med 1993; 330; 1029-1035.

29) 西野輔翼，神野健二：食によるがん予防の現状と展望．食と生活習慣病―予防医学に向けた最新の展開（菅原　努 監），昭和堂，京都，2003，p.26-36.

30) 菅沼雅美，高橋　淳，渡邊達郎ほか：緑茶カテキンによるヒトがんの化学予防（1日10杯の緑茶飲用で多くの臓器のがん発症を予防）．化学と生物 2008; 46; 745-747.

31) Hirose M., Mizoguchi Y., Nakamura A. et al. : Green tea catechins enhance tumor development in the colon without effects in the lung or thyroid after pretreatment with 1,2-dimethylhydrazine or 2,2′-dihydroxy-di-*n*-propylnitrosoamine in male F344 rats. Cancer Lett 2001; 168; 23-28.

32) Hirose M., Yamaguchi T., Mizoguchi Y. et al. : Lack of inhibitory effects of green tea catechins in 1,2-dimethylhydrazine-induced rat intestinal carcinogenesis model: comparison of the different formulations, administration routes and doses. Cancer Lett 2001; 188; 163-170.

33) Park J. W., Choi, Y. J., Suh, S. I. et al. : Involvement of ERK and protein tyrosine phosphatase signaling pathways in EGCG-induced cyclooxygenase-2 expression in RAW264.7 cells. Biochem Biophys Res Commun 2001; 286; 721-725.

34) Kim M., Murakami A., Kawabata K. et al. : (−)-Epigallocatechin-3-gallate promotes

pro-matrix metalloproteinase-7 production via activation of the JNK1/2 pathway in HT-29 human colorectal cells. Carcinogenesis 2005; 26; 1552-1562.
35) 村上　明, 大東　肇：緑茶カテキンの二つの顔. 生物工学会誌 2004; 82; 473-476.

第3章
がん患者に対する栄養療法

東口 髙志

はじめに

　がん患者,特に終末期がん患者は,そのほとんどが栄養障害を有しており,症状やQOL(生活の質)の改善や,ときに人間(ヒト)としての生命の延長を得るためには適切な栄養管理が必要となる。近年のわが国における栄養サポートチーム(nutrition support team:NST)の発展・普及に伴って,これまでタブー視されてきた終末期を含むがん患者に対する栄養管理が大きく体系づけられるようになり,代謝栄養学的観点から"心にも身体にも優しい緩和ケア"の実践が可能となってきた[1)-3)]。

　そこで本稿では,終末期を含む担がん症例の病態と代謝動態の関係を概説するとともに,代謝・栄養管理の立場から症状改善や予後の向上を図る栄養療法の有用性について述べる。

1. がん患者の栄養状態

　がん患者の代謝・栄養障害には,①がんの進展に伴う病態に基づく栄養障害と,②治療やケアに伴う不適切な栄養管理に起因する栄養障害があり,特に終末期がん患者においてはそれらが互いに複雑に関連して終末期特有の病状や症状の発現に大きな影響を与える(表3-1, 3-2)[4)-7)]。

藤田保健衛生大学医学部 外科・緩和医療学講座

表3-1 担がん患者の栄養障害の原因

```
1. 病態に基づく栄養障害
  ①悪液質：がんの進展により不可逆性の代謝障害を起こし，制御不能の全
    身浮腫や腹水，胸水などをきたす
  ②消化管閉塞・狭窄：経口摂取や経腸栄養の実施が困難
  ③消化管出血：吐血・下血と貧血による食欲低下
  ④脳腫瘍・脳転移による悪心・嘔吐：脳圧亢進症状による
  ⑤骨転移による高カルシウム血症：悪心・嘔吐，食欲不振をきたす
  ⑥多発転移による臓器障害：特に肝不全や腎不全は著しい栄養障害を惹起
    する

2. 不適切な栄養管理による栄養障害（医原性栄養障害を含む）
  ①エネルギー（カロリー）不足：負の累積エネルギーバランス
  ②タンパク質・アミノ酸欠乏：必須アミノ酸不足
  ③脂肪欠乏：必須脂肪酸不足
  ④水分・電解質異常
  ⑤ビタミン・微量元素欠乏
```

表3-2 がん患者の代謝・栄養学的特性

```
1. 基礎代謝                    3. タンパク質・アミノ酸代謝
     異化亢進状態                    筋でのタンパク質異化作用の促進
     安静時代謝率上昇                肝臓でのタンパク質合成の亢進
     エネルギー必要量増加        4. 脂質代謝
2. 糖代謝                            高脂血症
     耐糖能低下                      脂肪分解の亢進
     インスリン分泌異常              貯蔵脂肪の減少
```

文献4)より

(1) 病態に基づく栄養障害

　がん自体が産生・分泌するサイトカインなどに起因するものと，がんの消化管や消化器への直接的な浸潤によってもたらされるものとがあり，詳細は表3-1に示した[1),2),4)]。

(2) 不適切な栄養管理による栄養障害（医原性栄養障害を含む）

外科治療，化学療法，放射線治療などの生体に侵襲を加える治療に起因するものや，終末期であるがゆえに栄養管理が疎かになる場合，または患者本人や家族が拒否をしたことによるものであり，詳細は表3-1に示した[1),2),4)]。

2．担がんおよび悪液質の代謝動態

がん悪液質とは，一般にがん自体が放出するサイトカインやそれに伴うホルモンバランスの異常などによって，著しい代謝亢進が惹起され，輸液を併施して十分なエネルギー投与を行った場合でも不可逆的にタンパク崩壊が進み，骨格筋や内臓タンパクの減少による四肢の痩せと腹水，胸水，全身の浮腫をきたす病態とされている[4),5)]。したがって，生体内にがん細胞が存在するいわゆる担がん状態では，悪液質に至る前段階として生体内のサイトカインネットワークが活性化され，エネルギーやタンパクの喪失が惹起されるが，まずは不可逆的ではない程度の異化亢進状態になるものと考えられる。さらにがんの進行が進むとこのサイトカインネットワークの活性化は亢進の一途をたどり，ついには代謝が著しい異化に傾き，極度の栄養障害，すなわち悪液質に陥り最後の時を迎えるものと考えられている[5)]。これはがんとサイトカインの関係からみると一見論理的であるが，この理論では生体が死を迎える際のエネルギー消費量は著しく高いものでなければならず，生命の死の際のエネルギー消費量が0（ゼロ）であるという大原則に反することになる。実際に上昇したエネルギー消費量は，どこかの時点を境として0（ゼロ）に向かって収束するのが科学的な見方であろう。そしてその境の時点が代謝学的な悪液質が惹起されたポイントであり，そのポイントこそがエネルギー投与量や水分投与量などを減じるいわゆるギアチェンジの時期と考えられる。そこで，定期的に間接熱量計を用いて担がん患者や悪液質に陥った終末期がん患者の代謝動態を検索した結果，飢餓状態にある場合には健常人と同様に飢餓とともにセーブモードが加味されてマスクされるものの，担がん患者では明らかにエネルギー消費量が増大していた。これに対して悪液質の発症，

```
                タンパク質(Albなど)      腫瘍       エネルギー消費量↑
                アミノ酸, 糖                       食欲↓(レプチン↑)
                            乳酸
        肝臓           +    サイトカイン分泌↑    +    脂肪組織
                            異化ホルモン分泌↑
    タンパク質合成↑              生理活性物質↑              脂肪分解↑
    糖新生↑       乳酸                                    脂肪合成↓
                糖原性アミノ酸
                                    +
    血中アミノ酸…必須アミノ酸↓
              (BCAA→)    BCAA    筋, 末梢組織
                                          タンパク質合成↑
                                          タンパク質崩壊↑
                                          アミノ酸放出↑

        エネルギーレベル → 加速的異化亢進 → 代謝制御困難
```

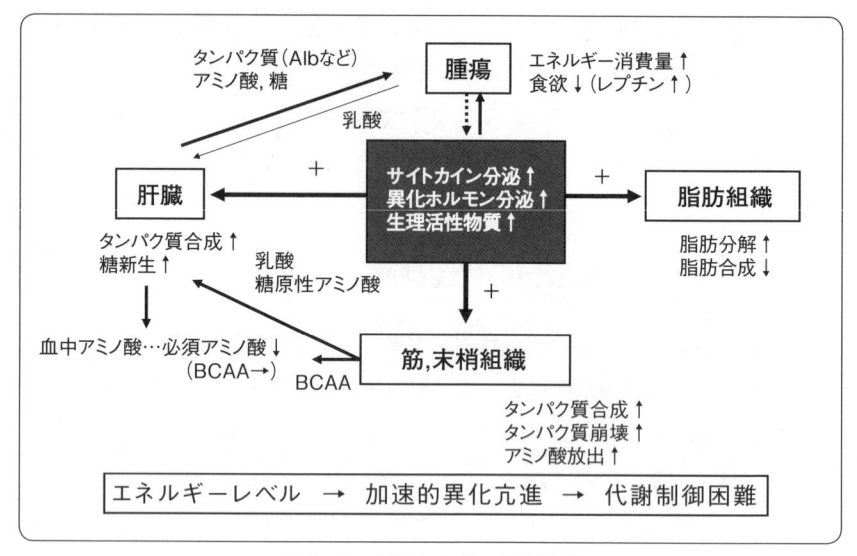

図3-1　担がん患者の代謝動態

すなわち高度がん進展による明確かつ不可逆的な栄養障害（栄養状態の維持に必要とされる栄養管理を実施しても，rapid turnover proteinなどのアセスメントタンパクの回復が得られない状態），あるいは利尿剤や穿刺排液による処置を行ってもコントロール不能な胸水や腹水ならびに全身浮腫などの出現時期とほぼ一致してエネルギー消費量が一気に減少することが明らかとなった[2]。すなわち，この瞬間こそが投与水分量やエネルギー量などを減じる，いわゆる栄養管理におけるギアチェンジを実施すべき時期であり，この時期を越えて高カロリーの栄養管理を実施することは生体に対する負荷をかけることになり，逆に症状の増悪をもたらすことになる（図3-2）[2]。これまでに報告されてきた悪液質の代謝動態と異なる結果が導かれた理由としては，終末期になると代謝・栄養障害に起因する免疫能の低下によって，がん自体ではなく感染症が直接的な死因となることが多く，悪液質併発時のエネルギー代謝動態を正確に評価することが困難であったことがあげられる。終末期がん患者に対してもNSTによる適正栄養管理の実践が浸透すると，肺炎をはじめとする種々の感染や多発する褥瘡などの他疾患の合併が減少し，

純粋にがんによる死亡症例が増加したことによって悪液質における真のエネルギー消費量の評価が可能となったものと考えられる[4]。一方，悪液質の根源とされるサイトカインであるTNF-α（tumor necrosis factor-α）と予後との関係についてみると，最後の時が近づくにつれて血中のTNF-αは高値を示すものの予後との間には明確な相関は認められず，むしろ臨床症状を定量化した総合的評価（臨床症状加算式総合評価）と予後との間に有意かつ強い相関が得られた（図3-3，3-4）[4]。したがって，TNF-αなどのサイトカインの制御よりも，むしろ臨床症状の発現や増悪を抑制することが終末期がん患者の予後改善につながることが示唆された。

3．がん患者の代謝・栄養管理

　悪液質に陥っていない担がん患者に対する代謝・栄養管理は，基本的には一般の栄養管理と同様である。ただし，担がんの状況と治療による生体侵襲（外科手術，化学療法，放射線療法など）を十分に加味した栄養管理を行う

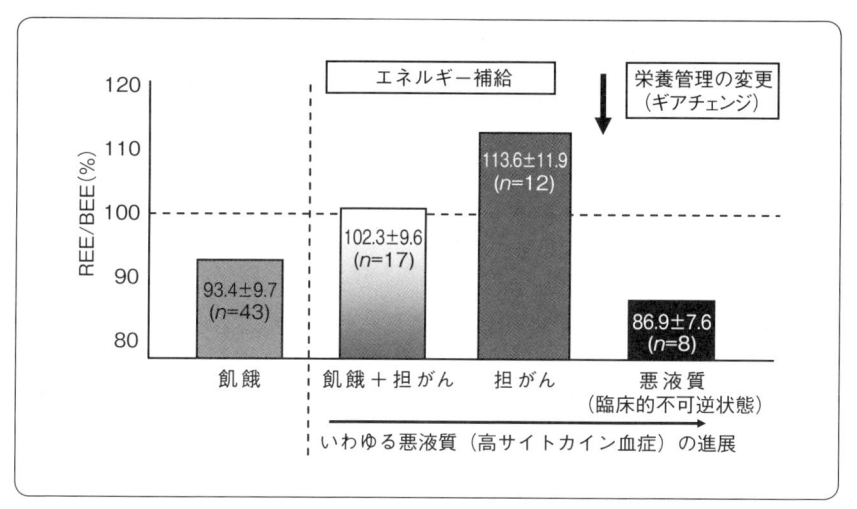

図3-2　エネルギー消費量とがんの進展（藤田保健衛生大学外科・緩和医療学講座）
REE/BEE＝実測エネルギー消費量（間接熱量計）／安静時基礎エネルギー消費量（Harris-Benedict法）
文献2)より

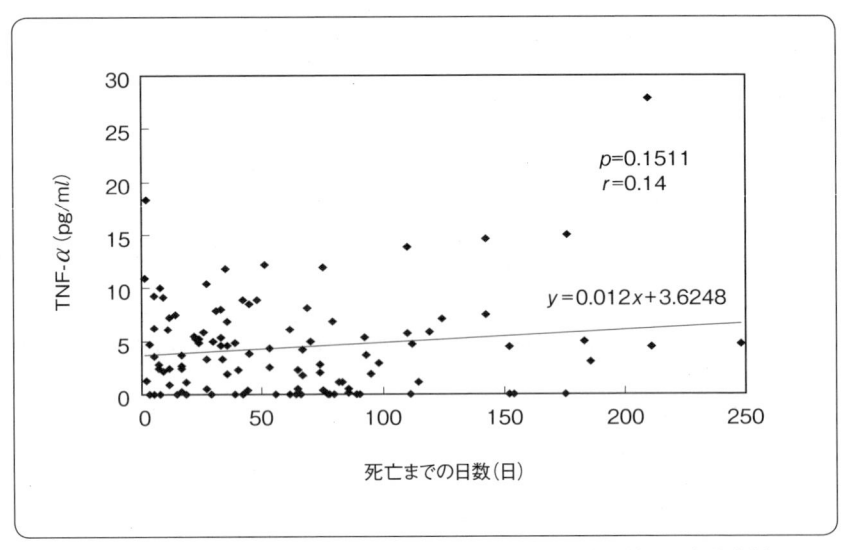

図3-3　血中TNF-αと予後の関係（藤田保健衛生大学外科・緩和医療学講座）

グラフ中: $p=0.1511$, $r=0.14$, $y=0.012x+3.6248$

文献4)より

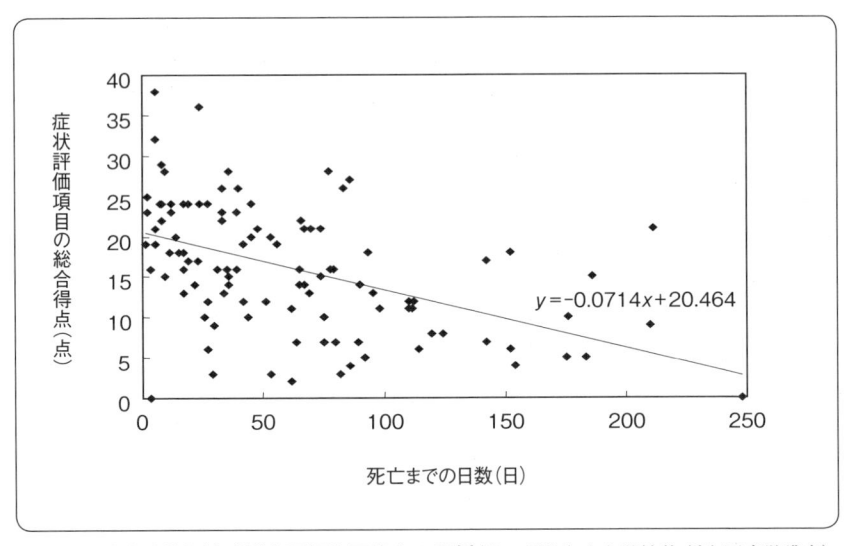

図3-4　臨床症状加算式総合評価と予後との関係（藤田保健衛生大学外科・緩和医療学講座）
　臨床症状加算式総合評価：9項目の臨床症状を各6段階（0～5）で定量的に評価しその総和（0～45）：高値→症状憎悪

グラフ中: $y=-0.0714x+20.464$

文献4)より

ことが大切である．また，先に述べたように悪液質の発現によって最終的に生体は不可逆的な代謝動態に陥り，エネルギー消費量が低下する．そこで悪液質の有無によって大きくギアチェンジを行う「担がん・末期がん患者に対する輸液・栄養管理実施基準（表3-3, 3-4）」を設定した[2]．たとえ，外科治療や化学療法，放射線療法などを実施する場合であっても，原則として悪液質の発現をみない担がん患者の栄養管理法を基本として実施するが，生体への侵襲度に応じて侵襲因子（stress factor：SF）は1.0～2.0まで変化させて計算する必要がある．すなわち，がんの進展に対応して悪液質の併発までは，一般の症例と同様に過不足のないエネルギーや各種栄養素の投与がなされ，いったん悪液質が臨床的に明確になったならば，一気にギアチェンジすることによって細胞や各組織レベルでの過剰な水分やエネルギーなどの投与を抑制し，残されたわずかな身体機能に対する負荷を制御できることになる．

表3-3 担がん・末期がん患者の輸液・栄養管理（悪液質を伴わない症例）

1. 水分投与量：30～40ml/kg体重/日（およそkg体重当たり35ml/日）
   注：終末期症例；25～35ml/kg体重/日（およそkg体重当たり30ml/日）
2. 必要カロリー(kcal/日)：基礎代謝消費量(BEE)×活動因子(AF)×侵襲因子(SF)
   BEE：Harris-Benedictの式より算出

   男性：66+(13.7×体重kg)+(5.0×身長cm)-(6.8×年齢)
   女性：655+(9.6×体重kg)+(1.7×身長cm)-(4.7×年齢)

   AF=1.0～1.8(ベッド上安静→1.0, 歩行可能→1.2, 労働→1.4～1.8)
   SF=1.0～2.0(生体侵襲度・重症度に応じて判定：担がん症例→1.2以上)
3. アミノ酸(タンパク質)投与量(g/日)：体重(kg)×侵襲因子(SF)；必須アミノ酸を含む
4. 脂肪投与量(g/日)：必要カロリーの20～50%(0.5～1.0g/kg体重)
   ：必須脂肪酸を含む
   経静脈栄養における脂肪投与速度；0.1～0.2/kg体重/h
5. 糖質投与量(g/日)：(必要カロリー)-(アミノ酸投与量)-(脂肪投与量)
   NPC/N(非タンパクカロリー/窒素量)：150～200kcal/日；腎不全では300～500kcal/日
6. ビタミン・微量元素投与量：一日必要量

原則：経口投与→ やむをえない場合のみ：経腸・経静脈栄養を併施

（藤田保健衛生大学外科・緩和医療学講座）

表3-4 担がん・末期がん患者の輸液・栄養管理（悪液質を伴う症例）

A．経口摂取可能症例
 1．自由摂食：好きな食事・食べられる食品（緩和ケア食など）
 2．本人の理解・承認が得られる場合：
  ①ビタミン・微量元素栄養剤
  ②高脂肪高タンパク質栄養剤（肺転移・呼吸障害合併例）
  ③GFO（摂食不良症例，免疫能低下例，麻薬投与例）
  ④分岐鎖アミノ酸製剤（筋萎縮・四肢だるさ発症例）
   GFO：グルタミン・水溶性ファイバー・オリゴ糖

B．経口摂取不能例
 1．本人・家族の希望：
  ①強制的な輸液・栄養補給実施せず
  ②間欠的輸液（末梢静脈栄養；ヘパリン／生食水ロック）
  ③持続的輸液（末梢静脈栄養／中心静脈栄養；長期ルート保持困難例）
 2．水分投与量：15〜25ml/kg体重/日（およそkg体重当たり20ml/日；500〜1000ml/日）
   注：口渇対策；輸液に頼らず口腔ケアをかねてお茶スプレー（カテキン効果）を実施
 3．必要カロリー（kcal/日）：5〜15kcal/kg体重/日（およそ200〜600kcal/日）
 4．投与栄養素：
  ①糖質が中心
  ②必要に応じてアミノ酸（分岐鎖アミノ酸）・必須脂肪酸を少量投与
 5．ビタミン・微量栄養素：一日必要量投与（口内炎，褥瘡発生予防のため）

悪液質：高度がん進展による全身衰弱，コントロール不能な胸水・腹水，全身の浮腫合併例
　　　　　　　　　　　　　　　　　　　　　　（藤田保健衛生大学外科・緩和医療学講座）

4．栄養療法とその効果

　当講座では2003年10月以降，前述した末期がん患者に対する輸液・栄養管理実施基準に従って，患者本人や家族に対し栄養管理についての十分な情報提供を行い，希望にそえるような栄養管理を実施している。その結果，当病棟に入院した末期がん患者410例の生存期間と経口摂取可能期間をみると，栄養管理実施基準などの新たな緩和医療を開始する以前に比べて，生存期間および経口摂取可能期間にはともに3〜4週間の延長が認められた（図3-5)[2]。これら各年度の患者背景にはまったく差がないことから，末期がん患者に対して緩和ケアを尊守しつつ適切な栄養管理を実施することは，自ら食べるこ

4．栄養療法とその効果   63

との楽しみを延長させるだけでなく，それによってもたらされるQOLの改善や延命にさえつながることが示された。また，同時に検索した褥瘡発生率の推移についても開始前の40.9％に比べ，開始1年後10.8％→2年後1.9％→3年後4.0％と大きく減少しており，適切な栄養管理の実践がいかに重要であるかが確認された（図3-6）[2]。

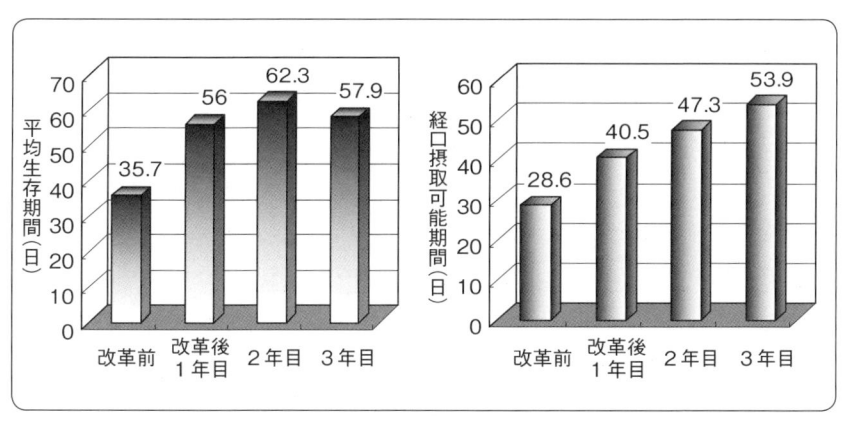

図3-5　生存期間と経口摂取可能期間の推移（藤田保健衛生大学外科・緩和医療学講座）
　　　　終末期がん患者410名　　　　　　　　　　　　　　　　　　　　　　　文献2）より

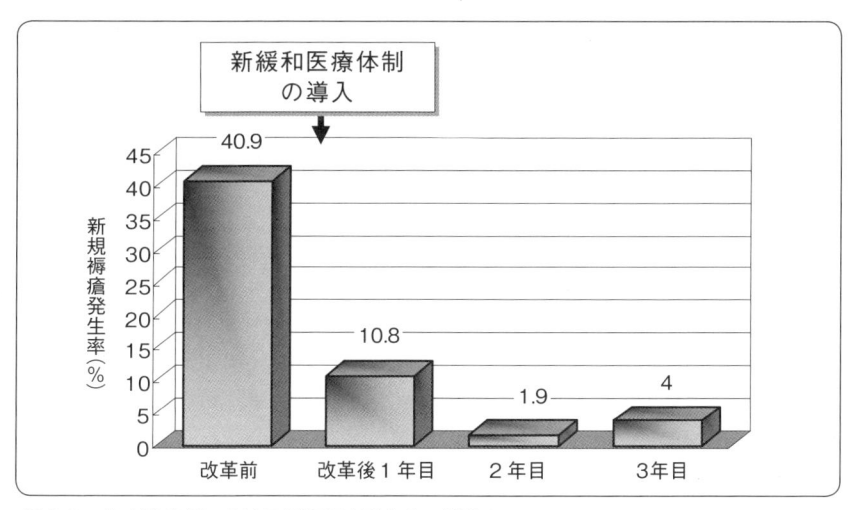

図3-6　終末期患者における新規褥瘡発生率の推移（藤田保健衛生大学外科・緩和医療学講座）
　　　　　　　　　　　　　　　　　　　　　　　　　　　　　　　　　　　　文献2）より

おわりに

　WHO（世界保健機関）は，終末期がん患者に対して積極的で全人的なケアが必要であり，患者・家族にとってできる限り最高のQOLを実現することを目標とすることを提唱している．すなわち，単なる延命のための栄養療法ではなく，病態の変化に応じた代謝栄養学的な観点から適切な輸液・栄養管理が実施できれば，たとえ悪液質に陥ったがん患者であってもQOLの改善や意義のある延命が得られる可能性が示唆される．わずかな栄養障害があるだけでも感情や意識，意欲の喪失をきたしやすく，また中等度以上の障害になると身体的にも筋タンパクや腸管粘膜の萎縮，また免疫能の低下による感染症など種々の疾患併発を惹起することになる．したがって，がん患者，特に終末期を含む進行がん症例に対する輸液・栄養管理は，代謝栄養学的観点からみた"心にも身体にも優しい緩和ケア"の実践にほかならず，患者の尊い命と精神を最後の最後まで守り続けるための大切なツールのひとつである．

文　献

1) 東口髙志：高齢者と終末期患者に対する栄養管理．病院 2006; 65; 146-151.
2) 東口髙志：実践！がん患者の栄養管理と疼痛管理．癌の臨床 2007; 53(3); 199-209.
3) 東口髙志：NST（Nutrition Support Team）の役割．日本外科学会雑誌 2004; 105(2); 206-212.
4) 東口髙志，伊藤彰博，村井美代ほか：末期癌患者の輸液療法．日本医師会雑誌 2004; 132; 61-64.
5) Strassmann G., Fong M., Kenny J. S. et al.: Evidence for the involvement of interleukin 6 in experimental cancer cachexia. J Clin Invest 1992; 89; 1681-1684.
6) 森田達也：終末期がん患者に対する輸液療法：身体症状への影響．緩和医療学 2004; 6(2); 34-43.
7) 田村洋一郎：がん終末期の臨床症状と栄養管理．臨床栄養 2008; 113(5); 608-615.
8) 東口髙志：がん悪液質の代謝動態からみた栄養管理．臨床栄養 2008; 113(5); 602-607.

第4章

がん患者の栄養管理：カロリーを超えた視点からの考察

Denis Breuille and Stephanie Blum

　がんというカテゴリーを構成する種々の疾患は，多くの生物学的プロセスを伴う。この複雑性は研究によって次第に明らかになり，個人レベルでの発がんリスクの低減，発がん過程の始まりや進行への介入，そして疾患の改善のためには，ヒトの病態におけるさまざまな側面を理解しなければならないことがわかってきた。また，がんの治療には侵襲的な薬物療法が行われ，激しい副作用を伴う。この副作用に対処する新たな解決策を見いだすためにも，研究を行う必要がある。研究を成功させるためには膨大な資源が必要である。また科学研究の意義は，食生活などヒトの生活習慣のさまざまな側面にまで及ぶものでなければならない。がんの謎をうまく解き明かすためには食事についても考慮すべきだという意見で，研究者も臨床医も，また公衆衛生当局も一致している。ネスレは，食品研究に携わる大手企業として，こうした取組みにおける自社の重要性を認識しており，科学的知見の蓄積に寄与し，これをできる限り早急に栄養問題の現実的な解決に応用できるように，栄養と健康に関するさまざまな面に資源を投資している。

はじめに

　食生活によって最も影響を受ける部位のがんに対しては，世界規模で取組みがなされているが，ネスレの築いた基礎研究力はこの取組みに寄与してい

免疫研究グループ，ネスレリサーチセンター

る．ネスレの研究者らは，細胞内生体分子の損傷からの保護や免疫の過程，また慢性炎症とそれに伴う損傷の軽減，分子・細胞・組織の修復促進，そして化学療法や放射線療法といったがん治療の副作用の軽減において，食物はどのような役割を果たすのかという問いを投げかけている．また，食事は患者の健康全般にとっても重要である．がんの疾患過程とそれに伴う治療法は，いずれもがんと闘う患者の栄養や代謝の状態に影響を及ぼす．がんに罹患した状態では，食物を感知して摂取を制御する基本的な生理的過程にも障害が生じる．患者がその重要な組織や機能を維持できるように助け，通常とは異なる栄養上のニーズを満たすため，また，代謝および免疫系の制御を促進するために，栄養補助食品の投与が必要である．がんに侵され，その治療の影響を受けている患者に対し適切な栄養物を供給するため，ネスレは積極的に研究およびイノベーション戦略を推し進めている．

1. 慢性炎症とがんとの関係

　ヒトがんの18%（年間約160万例）は感染に関連したものである．感染すると炎症が起こり，その結果，フリーラジカルの産生が亢進してDNAが損傷を受け，脂質過酸化サイクルが刺激され，最終的には細胞増殖が起こる．特に一酸化窒素とp53との相互作用は重要な経路であり，炎症性発がんにおけるマイクロRNA（miRNA）とサイトカインの役割もまた重要である．

　宿主内の感染が長引くと慢性炎症となる．白血球および骨髄性細胞の浸潤巣は活性酸素種および活性窒素種を産生し，通常は感染と闘うために用いられる．これらの種は反応性代謝物を形成し，これが突然変異誘発物質として機能すると，DNA変性やゲノム不安定性が誘導される．p53の変異の発生率は，関節リウマチや炎症性腸疾患といった慢性炎症性疾患における腫瘍の発生率と同程度である．慢性炎症に最も罹患しやすく，したがって腫瘍が発生しやすい器官は，肺，膀胱，食道，膵臓，消化管である．実際のところ，慢性炎症と悪性疾患との関連が最も強くみられるのは，クローン病や潰瘍性大腸炎の患者でみられる結腸がん発症においてである．ネスレは，こうした病

態を予防かつ改善するような食物を考案する方法を知るため，食事と腸炎症とについて数十年にわたり研究を行っている[1]。

がんの進行における炎症の重要性を示す臨床的な証拠としては，アスピリンや非ステロイド性抗炎症薬を長期に服用していると，結腸がんのリスクが40％減少しているということもあげられる。このような薬剤は肺がん，食道がん，胃がんを予防する可能性もある[2]。

種々の集団を対象とした疫学的データのほかにも，非ホジキンリンパ腫や胃がん，前立腺がんにおいて，腫瘍壊死因子（TNF），インターロイキン-1（IL-1），またはToll様受容体（TLR）遺伝子の遺伝子多型による炎症性サイトカインの産生量の増大が，診断の不正確さや疾患重症度に関連することが示唆されている[3)-5)]。

炎症や免疫と腫瘍の発生・進行とを関連づけるうえで中心的な役割を担っているのは，核因子-κB（NF-κB）であるとされている[6]。NF-κBは，進化的に保存された真核生物転写因子のファミリーに属しており，自然免疫応答と適応免疫応答の制御において中心的な役割を担っている。ヒトおよびマウスでは，NF-κB経路の標的遺伝子（TNF-α，IL-1β，IL-6，IL-8など）が，腫瘍の発生・進行に関連すると示されている。NF-κBキナーゼ-β（IKK-β）依存性NF-κB経路の阻害因子は，発がん促進作用と強く関連している。この阻害はバクテリア，ウイルス，炎症性サイトカインによって惹起され，IKK複合体（IKK-α/IKK-β/IKK-γヘテロ三量体）の活性化を引き起こし，さらにこの複合体がNF-κB結合型IκB（inhibitor of κB）をリン酸化する。リン酸化されたIκB（p-IκB）はプロテアソーム分解によるユビキチン化を受け，NF-κBヘテロ二量体（RelA/p50）が核内に移動し，種々の標的遺伝子の転写を開始する。NF-κBの活性化により，成長因子や炎症性サイトカイン，ケモカインによる微小環境の変化が起こるだけでなく，誘導型一酸化窒素合成酵素（iNOSまたはNOS2），シクロオキシゲナーゼ-2（Cox-2），また，B-細胞リンパ腫-X_L（BCL-X_L）などの抗アポトーシス遺伝子や，成長阻害とDNA損傷を引き起こすタンパク-45β（GADD45β），スーパーオキシドディスムターゼ-2（SOD2）の発現が誘導され，これによって低酸素状態におけ

る悪性化細胞の生存が促進される。NF-κB経路が炎症に対する食事の影響を研究するうえでの戦略目標となっている理由は，この経路が中心的役割を果たしており，外因性因子に対する感受性を有することが，すでに実証されているからである。

詳細な分子レベルでのこうした微小環境の変化が解明され，炎症の重症度や発がんの進行は転写因子間のクロストークによってさらに促進されるのではないかと認識されるようになってきた。NF-κBと低酸素誘導因子-1α（HIF-1α）の相乗作用によって上皮の局所微小環境が再構築され，それに伴って間質に炎症細胞が蓄積するが，これは表現型には影響しない，ということが証明されている[7]。

疾患における特異的なシグナルネットワークの例は，ほかにも出てきている。例えば，ある研究では，生体異物の核内受容体（PXR/SXR）とNF-κBとの間の相互抑制機構が解明され，また薬物代謝や炎症，免疫抑制が分子レベルで関連することも明らかになっている[4]。

慢性炎症がない場合は，間質細胞や腫瘍関連マクロファージ（TAM），好中球，T細胞といった周辺組織の炎症過程が腫瘍発生の重要な決定因子となることが示されている[8]。このような炎症細胞から，TNF-α，IL-6，血管内皮増殖因子（VEGF）などの成長因子が産生され，これによって腫瘍の増殖および血管新生が促進される。

実験的証拠によると，古典的（また代替的な）NF-κB経路の活性化はがん進行のあらゆるステージにおいて重要と思われるため，画期的な治療法を開発するうえでは妥当な標的となる。現在行われている各種の前向き試験ではNF-κB阻害剤とその他の標的薬（アポトーシス誘導剤など）との併用が支持されているが，これはNF-κB経路の阻害だけでは腫瘍を退縮させるのに十分でないことが実験的研究によって示されているためである。

炎症が腫瘍を促進させる可能性と自然免疫の役割とに関する理解が深まれば，食品に含まれる抗がん物質をNF-κB経路の修飾因子として長期使用するなど，予防と治療効果を併せ持つ，より優れた新たな治療法の開発につながるであろうと思われる[9]。

2．がんおよびがん治療の副作用におけるタンパク質分解の役割

　種々のがんにおいては，がん性タンパク質やがん抑制タンパク質といった調節タンパク質の分解に異常がみられる。ユビキチン系はタンパク質分解を行う3つの系のうちのひとつであり，細胞周期チェックポイントと，発がんおよびがん進行に影響を及ぼすアポトーシス機構や変性機構に関与している。こうしたことから，タンパク質分解を対象とした研究はこの10年間に新たな進展をみせており，重要にもなっている。タンパク質合成を制御する分子機構に注目した研究が数十年にわたって行われてきたいまになって，標的化された能動的なタンパク質分解もまた，細胞周期と細胞増殖の制御において合成と同じく重要な機能であることが明らかになったのは予想外の展開であった。細胞のホメオスタシスが脆弱であることは，ユビキチンによるタンパク質分解作用によって実証されている。ユビキチン化は非常に複雑かつ広範囲にわたる過程であり，プロテアソームで分解されるタンパク質を標識する役割を担っている。健康にとってのその重要性を解く手がかりとなったのは，アンジェルマン症候群やフォン・ヒッペル-リンダウ症候群など，ユビキチン経路の機能不全に起因するまれな病態の発見である。がんの発生とは，がん性タンパク質が分解されなかったり，あるいはがん抑制タンパク質の分解が促進されたりすることによって，細胞周期の制御が失われるという状態であり，ユビキチン化の過程がその重要な側面のひとつであると認識されたのは当然の経緯であった[10]。

　がん治療に伴う副作用の発症におけるタンパク質分解の重要性も，新たに関心が集まっている分野であり，ネスレはこの分野で重要な取組みを行っている。がん患者の治療では放射線療法と化学療法を併用する場合が多いが，こうした治療はしばしば中毒性副作用を引き起こす。これらの副作用は苦痛を伴い，長期間持続する場合もある。抗がん治療において用量制限につながる主な器官としては，骨髄以外には消化器官がある[11]。腸では広範囲に細胞再生されること[12]，また腸粘膜はタンパク代謝が早いこと[10]から，腸は抗が

ん剤に対する感受性が極めて高い。抗がん剤はしばしば粘膜炎を引き起こすが，粘膜炎とは口腔から肛門までの粘膜に発生するびらん性および潰瘍性の病変を指す。粘膜炎は腸管粘膜防御機構の破綻を引き起こし[13),14)]，腸管上皮細胞の増殖とアポトーシスの不均衡にも関連する。化学療法プロトコールによれば，粘膜炎(疼痛，腹部膨満，下痢など)の発現率は40〜76%である[11)]。最近ではさまざまな研究[11),13),15),16)]が実施されているが，がん化学療法に起因する胃腸障害の発症機序は，完全には解明されていない。しかし，腸の細胞増殖の抑制と，腸管クリプト細胞のアポトーシス促進という2つの機能障害が関与していることは明確に証明されている[15)]。化学療法を開始すると数時間以内に薬剤によりアポトーシスが促進され[17)]，DNAおよびRNA合成の阻害によって細胞分裂が抑制された[12),18)]。過去の動物実験では，化学療法は腸細胞のアポトーシスおよびクリプト細胞の形成不全を惹起しうると報告されている[19),20)]。がん治療で薬剤を有効濃度で投与した場合においても数日以内に腸管上皮細胞の数が減少し，主な臨床的特徴として下痢がみられた。糖類をプローブとして測定した腸粘膜透過性の亢進によって示されるように，種々のがんに対し化学療法を行う間に，腸管粘膜防御機構の完全性と機能は，急速に異常をきたした[21)]。また，化学療法によって粘膜炎が誘発されると，胃，空腸，結腸，糞便の細菌叢が変化する[10)]。このため，がん患者では，小腸の損傷により病的状態および死亡率が増加し，治療有効性も低下するおそれがある。

　メトトレキサート（MTX）は葉酸拮抗剤の一種であり，さまざまながんの治療に広く用いられている。MTXはDNA合成を阻害し[22)]，これによって種々の細胞，すなわち腫瘍だけでなく増殖速度が速く感受性の高い組織（腸など）において，細胞周期を停止させてアポトーシスを誘導する。細胞増殖が低下すると上皮の完全性が損なわれる場合が多い。また，還元型グルタチオン（GSH）の代謝異常[23)]，NF-κB誘発性の炎症性メディエーターの産生[24)]，タンパク質の代謝異常[11)]などのMTXの有害作用には，これとは別の機序が関与している可能性がある。しかし，MTX投与中の腸管でのタンパク質分解経路の変化については，依然として不明であった。MTXは，タンパク質

分解を高めることによって腸管粘膜防御機能を変化させると考えられる。そこで，ネスレは，ラットを用いた試験により，MTX投与によって誘発された粘膜炎が腸管におけるタンパク質分解に及ぼす影響について検討した。

この研究は，標準的な有糸分裂阻害剤であるMTXを用い，明確な実験モデルに基づいて実施した。2.5mg/kg/日の用量で3日間連続（D0, D1, D2）で投与（皮下注射）し，D4またはD7にラットを安楽死させた。被験薬投与ラットと生理食塩水を投与した対照ラットとの比較を行った。MTX投与により食欲不振および体重減少が現れ，D5およびD6において最大であった。また，D4には重度の腸管損傷および腸管粘膜防御の機能不全がみられたが（図4-1-A），D7にはある程度回復した。MTX投与によって，絨毛の萎縮，壊死，炎症，エキソサイトーシスのスコアが増加した。その結果，D4における組織学的スコアの合計値は，MTX投与ラットで6.2 ± 3.0，対照ラットで0.2 ± 0.4であった（$p < 0.001$）。粘膜炎のあるがん患者では，このような組織学的病変は腸粘膜透過性の亢進を引き起こし[15]，しばしば二次感染の原因となる。また，本研究では，対照ラットと比較してMTX投与ラットでD4に腸粘膜透過性が著しく亢進した（7倍，$p < 0.05$，図4-2）。このように腸粘膜透過性の変化が認められたことは，過去の研究とも一致している[13],[25]。実際には，パイエル板上皮は，周辺の上皮と比べ明らかにMTXによる損傷から保護されるという報告もある[26]。この研究では，こうした保護を杯細胞機能の維持（すなわち，トレフォイル因子3や，Muc2によってコードされる代表的な型のムチンなど，種々の栄養因子の分泌維持）と関連づけている[26]。ヒトにおいては，腸管における細胞増殖の低下は，治療前の値と比較して化学療法開始から3日目に最大となり，粘膜炎の誘発にも関与していることが示された[15]。しかし，タンパク質分解など，その他の機序が関与している可能性も示唆されている。

大部分の細胞では，タンパク質分解は，リソソーム経路，Ca^{2+}活性化経路，プロテアソーム経路という3つの主要酵素系の活性化によって起こる。腸管におけるタンパク質分解に関するデータは，腫瘍性組織における研究[27]を除いて，ごくわずかしか得られていない[28]。本研究では，MTX投与に反応し

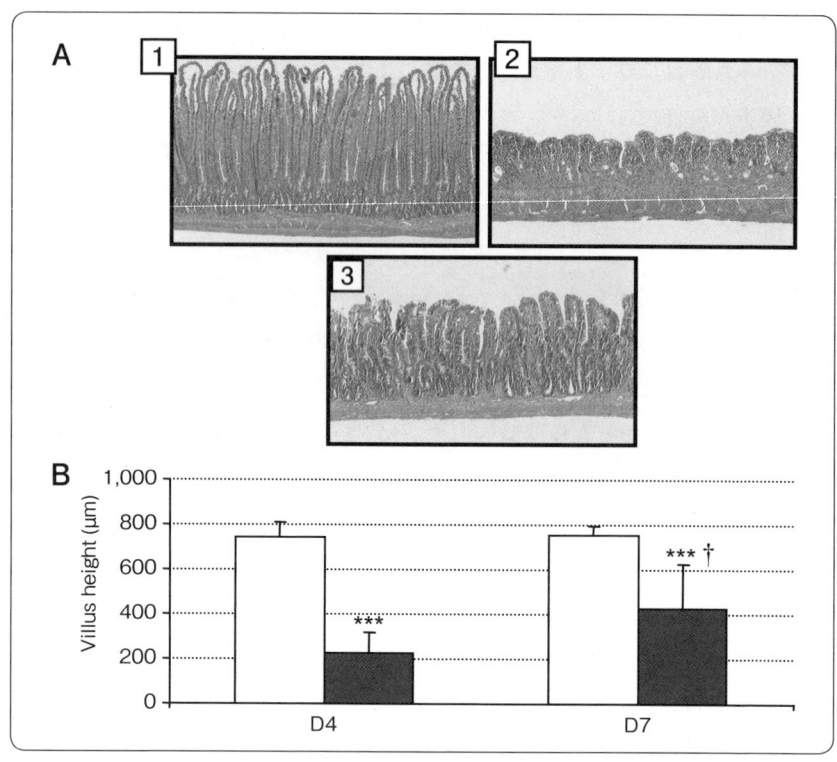

図4-1 MTX投与ラットにおける空腸の組織像および絨毛の高さ

A：対照ラット①，およびMTX投与ラットのD4②，D7③における空腸粘膜（倍率5倍）。
B：D4，D7における対照ラット（白いバー）およびMTX投与ラット（黒いバー）の絨毛の高さ。p値：投与は$p<0.0001$，日数は$p<0.05$，交互作用は有意差なし。

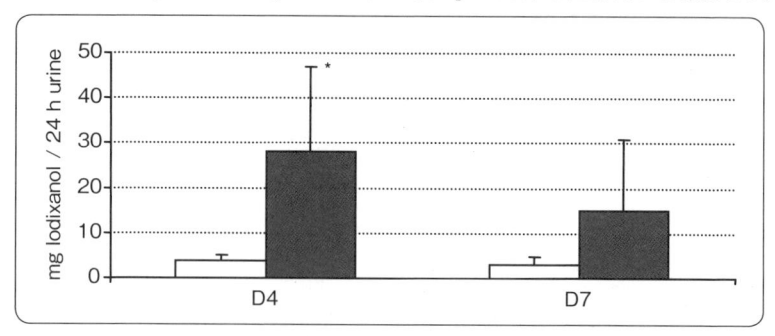

図4-2 MTX投与ラットにおける腸粘膜透過性

D4，D7の対照ラット（白いバー）およびMTX投与ラット（黒いバー）におけるイオジキサノールの24時間尿中排泄量（平均±標準偏差）。p値：投与は$p=0.0025$，日数は有意差なし，交互作用は有意差なし。

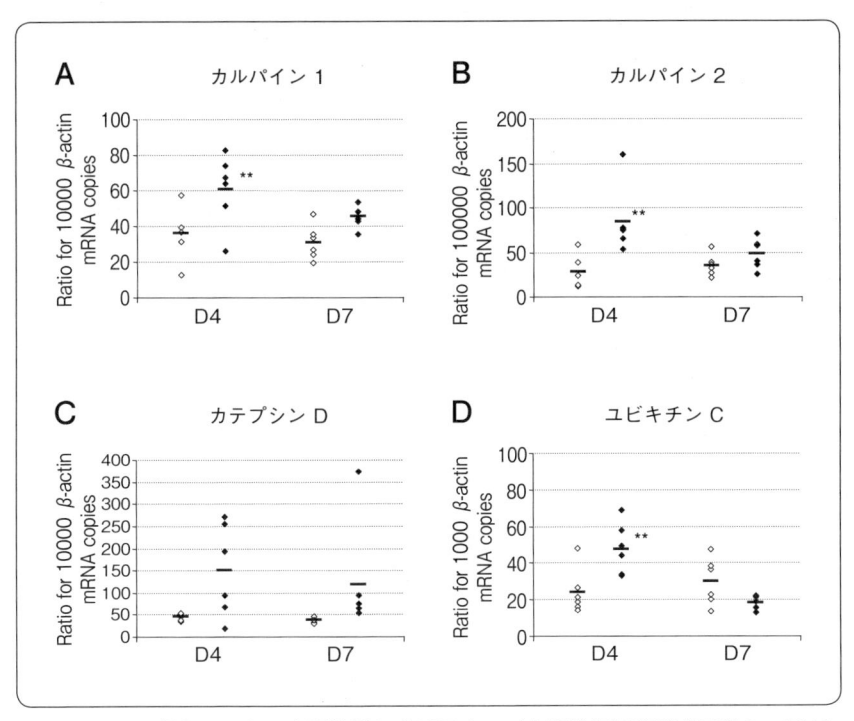

図4-3 MTX投与ラットの空腸粘膜におけるタンパク質分解経路構成要素のmRNA発現量

D4, D7の対照ラット（白丸）およびMTX投与ラット（黒丸）の空腸粘膜における，カテプシンD（A），カルパイン1（B），カルパイン2（C），ユビキチンC（D），のmRNA発現量。
値はβ-アクチンmRNAの発現量の比として表し，個々のデータは白丸および黒丸，平均値はバーで示した。
A：投与は$p=0.0115$，日数は有意差なし，交互作用は有意差なし，B：投与は$p=0.002$，日数は有意差なし，交互作用は有意差なし，C：投与は$p=0.0018$，日数は有意差なし，交互作用は$p=0.0376$。*Bonferroniのpost-hoc検定を用い，対照群との比較で$p<0.01$，D：投与は有意差なし，日数は$p=0.0185$，相互作用は$p=0.0013$。*Bonferroniのpost-hoc検定を用い，対照群との比較で$p<0.01$。

てタンパク質分解経路にいくつかの変化がみられた。リソソーム経路の構成要素のひとつであるカテプシンDのmRNA発現量（図4-3-A）は，MTX投与によってD4に一時的に増加した（$p=0.07$）。D7の時点では，このmRNA発現量は対照群と比較して有意差はみられなかった。Ca^{2+}活性化経路のカルパイン1およびカルパイン2のmRNA発現量は，MTX投与ラットでD4に著

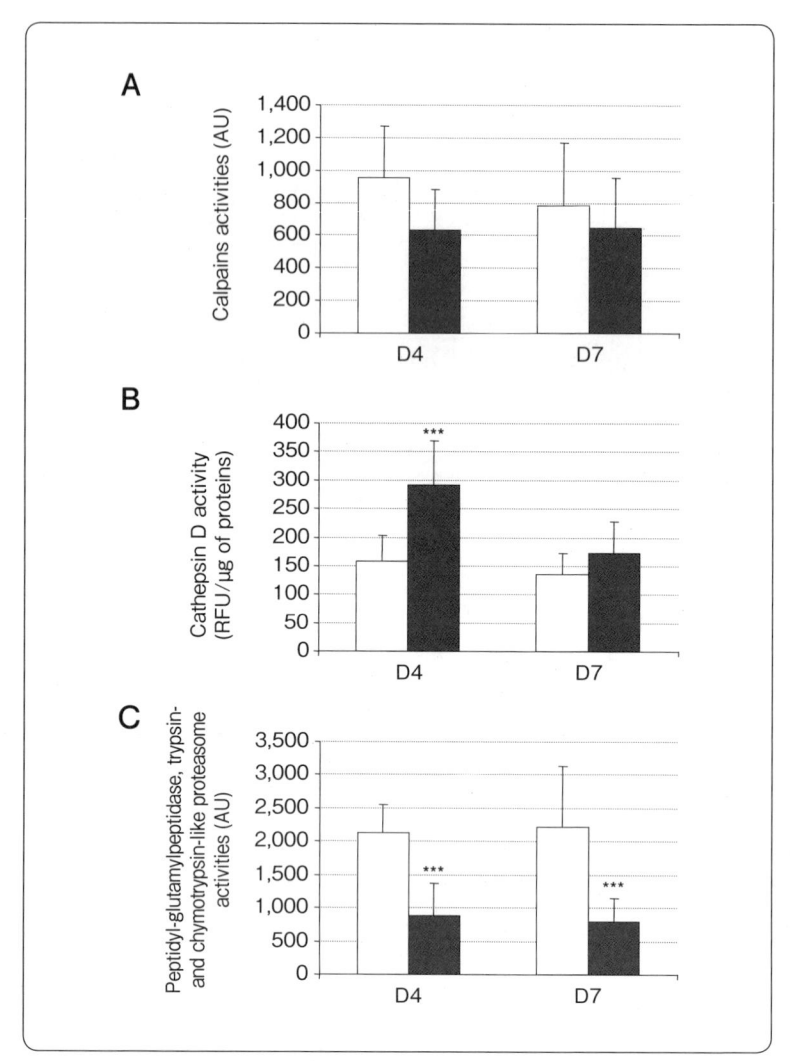

図4-4 MTX投与ラットの空腸粘膜におけるタンパク質分解経路の活性

D4, D7における対照ラット（白いバー）およびMTX投与ラット（黒いバー）の空腸粘膜におけるカルパイン活性（A），カテプシンD活性（B），プロテアソームのキモトリプシン様活性（C）（平均±標準偏差）。

A：投与は$p=0.0008$，日数は$p=0.004$，交互作用は$p=0.0353$。*Bonferroniの post-hoc検定を用い，対照群との比較で$p<0.01$，B：投与は有意差なし，日数は有意差なし，交互作用は有意差なし，C：投与は$p<0.0001$，日数は有意差なし，交互作用は有意差なし。

しく増加した（対照群との比較で$p<0.01$，図4-3-B，C）。プロテアソーム系（図4-3-D）では，ユビキチンC遺伝子の発現量がMTX投与ラットでD4に増加した（$p<0.01$）。カルパインのmRNA発現量は増加したものの，その活性にはほとんど変化がなく，むしろ減少する傾向がみられた（図4-4-B）。これは細胞質内のイオン化カルシウム濃度が一時的に減少して活性を阻害したこと，また，それに伴って遺伝子発現が二次的に適応増加したことを示していると考えられる。

　MTX投与によってカテプシンDの活性が上昇したが，D7には対照群のレベルにまで戻った（図4-4-A）。カテプシンDの活性がこのように著しく上昇したことは，その他のリソソームカテプシン群の活性上昇を反映していると思われる。なぜなら，カテプシンDはその他のカテプシン群（カテプシンB，カテプシンLなど）を活性化する[29]からである。さらに興味深いことには，粘膜萎縮（絨毛の高さ）とカテプシンD活性との相関関係が認められ（図4-5），MTX誘発性損傷においてリソソーム経路が何らかの役割を果たしている可能性が示唆された。リソソーム経路の活性化は，MTX投与の直接的

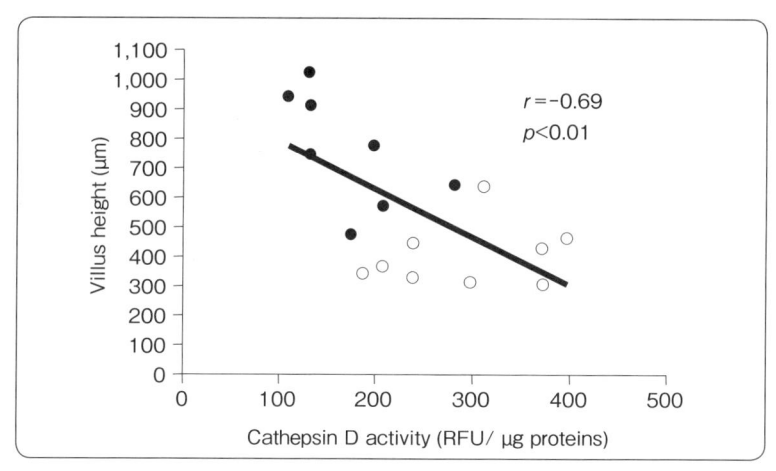

図4-5　MTX投与ラットにおけるカテプシンD活性と絨毛の高さとの相関関係
　絨毛の高さ（μm）を，D4（白丸）またはD7（黒丸）の時点で安楽死させたMTX投与ラットにおける空腸のカテプシンD活性の関数として示した。
　Pearson $r = -0.69$，$p<0.01$。

な影響であるだけではなく，栄養飢餓の結果であるとも考えられる。カテプシン群の細胞外放出は，腸管のタンパク含有量の低下や，細胞外マトリックスの分解による組織壊死において重要な役割を持つと考えられる[30]。

カテプシンD活性とは対照的に，プロテアソームのキモトリプシン様活性はMTX投与によって低下した。腸管上皮由来細胞株HCT-8では，IFN-γがプロテアソーム活性の上昇を誘導したが，これは免疫プロテアソームの強力な活性化によるものであった[16]。本研究ではIFN-γは検出されなかったことから，MTX投与後にみられたプロテアソーム活性の阻害の原因は，まだ同定されていないその他の制御化合物であると思われる。寄与因子のひとつとして考えられるのは，残存粘膜の大規模なエネルギー欠乏である。というのも，ユビキチン-プロテアソーム系によるタンパク質分解はATP依存性が高いこと，また，食物摂取量がD4で大幅に減少したからである。さらに，炎症過程により，グルコースやグルタミンといった腸細胞のエネルギー基質の細胞内取込みは減少する[31]。一方，MTXは，他の化学療法剤ですでに報告されているように，プロテアソーム活性に直接的に影響を及ぼすと思われる[32]。最後に，プロテアソームのタンパク質分解活性の低下はタンパク質含有量を回復させるための防御過程のひとつとも考えられるが，この仮説を検証するにはさらに研究を行う必要がある[33]。

以上のとおり，本研究のデータから，タンパク質分解の変化が粘膜炎の発症機序に関与していること，また，化学療法によって活性化される主なタンパク質分解経路はリソソーム経路であることが示唆された。

結論として，本研究でラットにMTXを注射したところ，組織学的損傷，腸粘膜透過性の亢進，粘膜における炎症性サイトカイン濃度の上昇（データ省略）を特徴とする腸管粘膜防御機構の損傷が認められた。興味深い点としては，タンパク質分解経路の変化，特にリソソームカテプシンD活性の亢進とプロテアソーム活性の阻害が明らかになったことがあげられる。このようなタンパク質分解の変化に関与する特定の機序を明らかにするには，さらなる研究が必要である。これには絶食や炎症反応，またはMTXの直接的影響が関与しているのかもしれない。例えば，MTX投与ラットとペアフィード

（MTX投与群と同量の摂餌量を給餌）対照ラットを比較すれば，MTXの作用と食物摂取量低下の影響とを区別できるであろう。また，本研究においてもカテプシンD活性と粘膜萎縮との間に相関関係が認められたことから，このような変化によって化学療法の有害な副作用が生じ，ひいては投与薬剤の減量あるいは投与中止につながると考えられる。粘膜炎を予防または抑制するには，こうした代謝撹乱を標的とした統合的な栄養学的・薬物的アプローチの使用を検討するとよいであろう。

3．がんの免疫監視という仮説

　栄養やストレスなど，免疫系機能の完全性に影響する因子は，不顕性がん，すなわち潜伏がんの再活性化に重大な影響を及ぼしうる。こうした潜伏がんの再活性化の可能性には，"がんの免疫編集（immunoediting）"の平衡相，つまり，排除を免れた残存腫瘍細胞が宿主内に存続し，免疫学的彫塑（immunologic sculpting）を受ける相の制御が介在しているようである。最近では，免疫系が実際にがんを存続させ潜伏状態を維持することができるというさまざまな実験結果に関する検討が行われている[34]。

　食事と免疫との広範な相互作用に関するネスレの研究から，食物は免疫機能に作用することによって間接的に発がん過程に影響を及ぼしうると考えられる。特に，これまでのネスレの研究によって，食物は必須栄養素や，生理活性物質，腸内細菌叢の構成，そしてこれらの細菌に栄養を供給する発酵性オリゴ糖を通して，免疫監視の発動や完全性，機能，維持に影響を及ぼすことが明らかになっている。認識に関する免疫系の能力は，病原体を認めない，あるいはアレルゲンを許容しないという意味での"自己"と"非自己"との区別にとどまらず，"自己"と"変化した自己"との相違を区別することをも含む。他の研究者らによって，これと同じ原理で免疫系はがん細胞から宿主を保護する，すなわち，がんの免疫監視という仮説が提唱された。長い年月の間に，この仮説は自然免疫または適応免疫の欠如した種々の動物モデルによって裏づけられ，免疫不全マウスでは自然発生腫瘍または発がん物質誘

発性腫瘍の発生率がより高いことが確認された[35]。その後，がんの免疫監視や免疫編集という仮説を形成するにあたっては，免疫原性を持つ腫瘍細胞を能動的に排除するうえでの免疫系の役割について大まかに示されたが，それと同時に，免疫原性の低い腫瘍細胞変異体の増殖促進に免疫が関与しており（免疫編集），さらに腫瘍抑制が回避されること（escape相）についても強調された。この説は，免疫応答宿主および免疫不全宿主から採取した腫瘍がさまざまな免疫原性を示したという多数の観察結果に基づいている。これと逆説的ではあるが，免疫系に異常がない状態で発生した腫瘍（通常ヒトにおいてみられる通り）は，免疫応答レシピエントに移植した場合，進行性に増

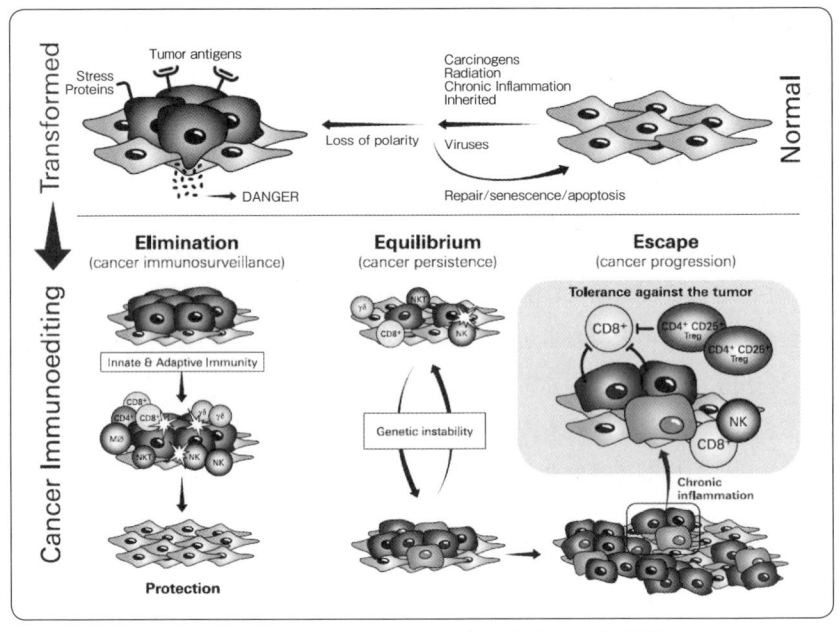

図4-6　がんの免疫監視および免疫編集という仮説

　正常な細胞が前がんおよび腫瘍細胞に変化することで，ストレスタンパクまたは腫瘍抗原が発現する。次に，これらは自然免疫系および適応免疫系の細胞によって認識され，その結果，腫瘍細胞は破壊・排除される（免疫監視）。平衡状態においては，腫瘍は存続するが，その進展は免疫圧力によって抑制される。Escape（回避）相では，免疫系の疲弊，あるいは免疫による腫瘍抑制を回避させるような腫瘍変異体の出現によって，腫瘍がうまく増殖していく。

文献35）より改変

殖する腫瘍を形成した。これに対し，免疫不全ドナーに発生した腫瘍は，免疫応答レシピエントに移植すると拒絶された（ただし，免疫不全動物では拒絶されなかった）[35]。以上のように，腫瘍の免疫原性はその発生時の免疫学的環境を反映しており，これが新たに出現する腫瘍レパートリーのインプリンティングを担っている（図4-6）。

がんの免疫監視や免疫編集はヒトでも起こるということが，臨床データにより次第に認識されつつある。免疫抑制状態にある移植患者では非ウイルス性がんの発生率が上昇しており，腫瘍内のCD8$^+$細胞障害性T細胞と，腫瘍を保護する制御性T細胞（CD25$^+$FoxP3$^+$）との相関関係が高まっているが，後者はT細胞の免疫寛容を誘導し，腫瘍を免疫から回避させる[35]。最近行われた大規模なコホート研究では,ヒト結腸直腸がんにおける免疫細胞の種類，密度，局在によって臨床転帰を予測できることが示された。さらに，がんが確認された症例では腫瘍の増殖および再発の制御に適応免疫応答が関与していることも強調された[36]。食物が免疫監視に及ぼす影響に関するネスレの理解は，がんのリスクを低くすることに応用でき，将来の食品開発に役立てられる。

免疫編集への関与が報告されているのは，$\gamma\delta$T細胞やナチュラルキラー（NK）T細胞（NKG2D受容体の発現によってストレス細胞および$\alpha\beta$T細胞を認識する）などの自然免疫細胞である。I型インターフェロン（IFN-α/β），IFN-γ，パーフォリン，腫瘍壊死因子（TNF）関連アポトーシス誘導リガンド（TRAIL），シグナル伝達因子および転写活性化因子-1（STAT1），IL-12，IL-23などの免疫伝達物質は，免疫監視（腫瘍退縮）か免疫編集（腫瘍進行）かを決定するプロセスにおいて重要な役割を果たしている。しかし，免疫監視や免疫編集と腫瘍を促進する炎症とは，互いに相容れない過程であるのか，あるいは重複する可能性のある免疫アルゴリズムであるのか，ということについてはまだ解明されていない。

このような特定の免疫応答を調整する細胞や因子の性質を明らかにするには，さらに研究を行う必要がある。決定プロセスの分子基盤や外因性の免疫応答修飾因子の潜在的な影響（食物成分の役割など）を理解することが，研

究やその応用を行うのに最も重要であることは明らかである。

　炎症と免疫活性化の複雑な経路は，相互作用ネットワークとシグナル伝達ネットワークによって結びついており，このネットワークの機能は微小環境の変化に急速に適応する際の免疫細胞の高度な可塑性に関与している。このようなシグナル伝達ネットワークの連続的・一時的な配列を解明することが重要となるであろう。システム生物学から派生したデータセットのコンピュータ解析は，こうした複雑なネットワークとその主要"モジュール"をモデル化するひとつの手段となる。これは，相互に関連した経路の主な決定ポイントや，病態生理学的条件下でのさまざまなプロセス制御異常の共通点を特定するうえで役立つであろう。また，このような解析により，新たな標的の特定や，薬理学的および栄養学的治療の潜在的な効果を明らかにするための教育的基盤をも形成されるであろう。

おわりに

　がんの研究により，この種の疾患は知らぬ間に生命そのもののさまざまなプロセスの制御異常を引き起こす，ということが明らかになりつつある。世界中で起きつつある複合的な科学の進歩によって，ようやくこうした疾患に対する治療の展望が開けてきているが，それと同時に，種々の科学的発見を実際に応用し続けるというわれわれの能力が試されることにもなろう。食物は，がんの過程のあらゆる段階，すなわちがん発生期における生体制御分子の保護から，がんを検出し，失われた筋組織の再構築を行う際の免疫系の支援にまで影響を及ぼす。代謝のサポートや免疫機能を維持するための栄養の研究においては，さまざまな分野で連携して成果をあげていく必要がある。すなわち，迅速かつ完全な消化を目的とした食物成分を構成するための食物の研究，確実な吸収のための腸の生理機能の研究，そして肯定的な感覚刺激を与えるための神経生理学および感覚の研究が必要となる。

　いまや臨床医には，がんとその治療のさまざまな段階で患者を支援するための優れた方法がある。予防的な栄養法の研究にはもう着手しているが，な

お依然として，抗異化を目的とした集学的治療（外科的治療，内科的治療，放射線科による治療などを組み合わせて治療する）の必要性，そしてより一般的には個々の患者に見合った栄養学的治療の必要性がある。がん治療の各段階において特化した食事を患者に提供すれば，栄養サポートによってがん患者の回復の可能性を向上できるであろう。

文　献

1) Blum S. and Schiffrin E. J. : Intestinal microflora and homeostasis of the mucosal immune response: implications for probiotic bacteria? Curr Issues Intest Microbiol 2003; 4; 53-60.
2) Baron J. A. and Sandler R. S. : Nonsteroidal anti-inflammatory drugs and cancer prevention. Annu Rev Med 2000; 51; 511-523.
3) El Omar E. M., Carrington M., Chow W. H. et al. : Interleukin-1 polymorphisms associated with increased risk of gastric cancer. Nature 2000; 404; 398-402.
4) Sun J., Wiklund F., Zheng S. L. et al. : Sequence variants in Toll-like receptor gene cluster (TLR6-TLR1-TLR10) and prostate cancer risk. J Natl Cancer Inst 2005; 97; 525-532.
5) Warzocha K., Ribeiro P., Bienvenu J. et al. : Genetic polymorphisms in the tumor necrosis factor locus influence non-Hodgkin's lymphoma outcome. Blood 1998; 91; 3574-3581.
6) Zhou C., Tabb M. M., Nelson E. L. et al. : Mutual repression between steroid and xenobiotic receptor and NF-kappaB signaling pathways links xenobiotic metabolism and inflammation. J Clin Invest 2006; 116; 2280-2289.
7) Scortegagna M., Cataisson C., Martin R. J. et al. : HIF-1alpha regulates epithelial inflammation by cell autonomous NFkappaB activation and paracrine stromal remodeling. Blood 2008; 111; 3343-3354.
8) Mantovani A., Allavena P., Sozzani S. et al. : Chemokines in the recruitment and shaping of the leukocyte infiltrate of tumors. Semin Cancer Biol 2004; 14; 155-160.
9) Bharti A. C. and Aggarwal B. B. : Chemopreventive agents induce suppression

of nuclear factor-kappaB leading to chemosensitization. Ann N Y Acad Sci 2002; 973; 392-395.

10) Coeffier M., Claeyssens S., Hecketsweiler B. et al. : Enteral glutamine stimulates protein synthesis and decreases ubiquitin mRNA level in human gut mucosa. Am J Physiol Gastrointest Liver Physiol 2003; 285; G266-G273.

11) Sonis S. T. : Mucositis as a biological process: a new hypothesis for the development of chemotherapy-induced stomatotoxicity. Oral Oncol 1998; 34; 39-43.

12) Radtke F. and Clevers H. : Self-renewal and cancer of the gut: two sides of a coin. Science 2005; 307; 1904-1909.

13) Carneiro-Filho B. A., Lima I. P., Araujo D. H. et al. : Intestinal barrier function and secretion in methotrexate-induced rat intestinal mucositis. Dig Dis Sci 2004; 49; 65-72.

14) Sandovsky-Losica H., Barr-Nea L. and Segal E. : Fatal systemic candidiasis of gastrointestinal origin: an experimental model in mice compromised by anticancer treatment. J Med Vet Mycol 1992; 30; 219-231.

15) Keefe D. M., Cummins A. G., Dale B. M. et al. : Effect of high-dose chemotherapy on intestinal permeability in humans. Clin Sci (Lond) 1997; 92; 385-389.

16) Stringer A. M., Gibson R. J., Bowen J. M. et al. : Chemotherapy-induced mucositis: the role of gastrointestinal microflora and mucins in the luminal environment. J Support Oncol 2007; 5; 259-267.

17) Papaconstantinou H. T., Xie C., Zhang W. et al. : The role of caspases in methotrexate-induced gastrointestinal toxicity. Surgery 2001; 130; 859-865.

18) Stokstad E. L. and Jukes T. H. : Sulfonamides and folic acid antagonists: a historical review. J Nutr 1987; 117; 1335-1341.

19) Altmann G. G. : Changes in the mucosa of the small intestine following methotrexate administration or abdominal x-irradiation. Am J Anat 1974; 140; 263-279.

20) Taminiau J. A., Gall D. G. and Hamilton J. R. : Response of the rat small-intestine epithelium to methotrexate. Gut 1980; 21; 486-492.

21) Keefe D. M., Brealey J., Goland G. J. et al. : Chemotherapy for cancer causes apoptosis that precedes hypoplasia in crypts of the small intestine in humans.

Gut 2000; 47; 632-637.
22) Jolivet J., Cowan K. H., Curt G. A. et al. : The pharmacology and clinical use of methotrexate. N Engl J Med 1983; 309; 1094-1104.
23) Rouse K., Nwokedi E., Woodliff J. E. et al. : Glutamine enhances selectivity of chemotherapy through changes in glutathione metabolism. Ann Surg 1995; 221; 420-426.
24) van't Land B., Blijlevens N., Marteijn J. et al. : Role of curcumin and the inhibition of NFkappaB in the onset of chemotherapy-induced mucosal barrier injury. Leukemia 2004; 18; 276-284.
25) Harsha W. T., Kalandarova E., McNutt P. et al. : Nutritional supplementation with transforming growth factor-beta, glutamine, and short chain fatty acids minimizes methotrexate-induced injury. J Pediatr Gastroenterol Nutr 2006; 42; 53-58.
26) Renes I. B., Verburg M., Bulsing N. P. et al. : Protection of the Peyer's patch-associated crypt and villus epithelium against methotrexate-induced damage is based on its distinct regulation of proliferation. J Pathol 2002; 198; 60-68.
27) Lakshmikuttyamma A., Selvakumar P., Kanthan R. et al. : Overexpression of m-calpain in human colorectal adenocarcinomas. Cancer Epidemiol Biomarkers Prev 2004; 13; 1604-1609.
28) Leblond J., Hubert-Buron A., Bole-Feysot C. et al. : Regulation of proteolysis by cytokines in the human intestinal epithelial cell line HCT-8: role of IFNgamma. Biochimie 2006; 88; 759-765.
29) Rowan A. D., Mason P., Mach L. et al. : Rat procathepsin B. Proteolytic processing to the mature form *in vitro*. J Biol Chem 1992; 267; 15993-15999.
30) Joyce J. A. and Hanahan D. : Multiple roles for cysteine cathepsins in cancer. Cell Cycle 2004; 3; 1516-1619.
31) Souba W. W., Herskowitz K., Klimberg V. S. et al. : The effects of sepsis and endotoxemia on gut glutamine metabolism. Ann Surg 1990; 211; 543-549.
32) Voorhees P. M., Dees E. C., O'Neil B. et al. : The proteasome as a target for cancer therapy. Clin Cancer Res 2003; 9; 6316-6325.
33) Tilignac T., Temparis S., Combaret L. et al. : Chemotherapy inhibits skeletal muscle ubiquitin-proteasome-dependent proteolysis. Cancer Res 2002; 62;

2771-2777.
34) Teng M. W., Swann J. B., Koebel C. M. et al. : Immune-mediated dormancy: an equilibrium with cancer. J Leukoc Biol 2008; 84; 988-993.
35) Dunn G. P., Old L. J. and Schreiber R. D. : The three Es of cancer immunoediting. Annu Rev Immunol 2004; 22; 329-360.
36) Galon J., Costes A., Sanchez-Cabo F. et al. : Type, density, and location of immune cells within human colorectal tumors predict clinical outcome. Science 2006; 313; 1960-1964.

第5章

がんと免疫

中島　泉

はじめに

　長い歴史の中で変わらない人類にとっての脅威は，大規模な自然災害とパンデミックの致死性の高い疫病（感染症）である。天体の衝突や大地震などの自然災害に対して人類はなお無力であるが，ワクチンの開発と抗生物質の発見により，ペストや天然痘など多くの感染症には対抗できるようになった。しかし，感染症との闘いは終わりを迎えたわけではなく，エイズ（AIDS）やエボラ出血熱，あるいは高病原性トリインフルエンザといった新興感染症や，抗生物質や化学療法剤に耐性を示す結核菌に代表される再興感染症への新たな対応が求められている。加えて，近年特に適切な対応が求められているのが，脳や心臓の血管障害を引き起こす代謝異常症，アルツハイマー病に代表される脳神経変性疾患，そして"がん"である。この3つの疾病に共通するのは，多くの遺伝要因と環境因子が複雑にかかわって慢性の経過で発症することである。

　遺伝要因と環境因子の長期のせめぎ合いの中で発症するこれらの疾病の中で，特に多くの因子がかかわって生命個体（自己）を維持する根底のホメオスタシスが破綻し発症するのが"がん"である。一方，"免疫"の働きの本質は，"生命"の基本である生物学的な"自己"と"非自己"を識別し，自己を攻撃する非自己を排除することである。このため，"がん"と"免疫"とは，生命の根源的なレベルでかかわりあうと言える。本稿では，がんと免疫の本質を示し，その中で，がん征圧に向けてのひとつの展望を論じたい。

名古屋大学名誉教授，中部大学副学長

1. がんの発生と進展のしくみ

がんの本質は何か，がんはどのように発生し進展するかについて，考察を含め概要を解説する。

(1) がんの本質

がんの本質は何であろうか。生命の原点である原核細胞（単細胞のバクテリア）は30数億年の長きにわたって分裂を繰り返し，自己を再生産し続けているが，そこに"がん"の概念はない。多数の真核細胞が互いに厳密に統制されてそれぞれの役割を分担しひとつの個体（自己）をつくるとき，"自己"の統制を外れて"非自己"となった細胞集団として腫瘍が，そして悪性の腫

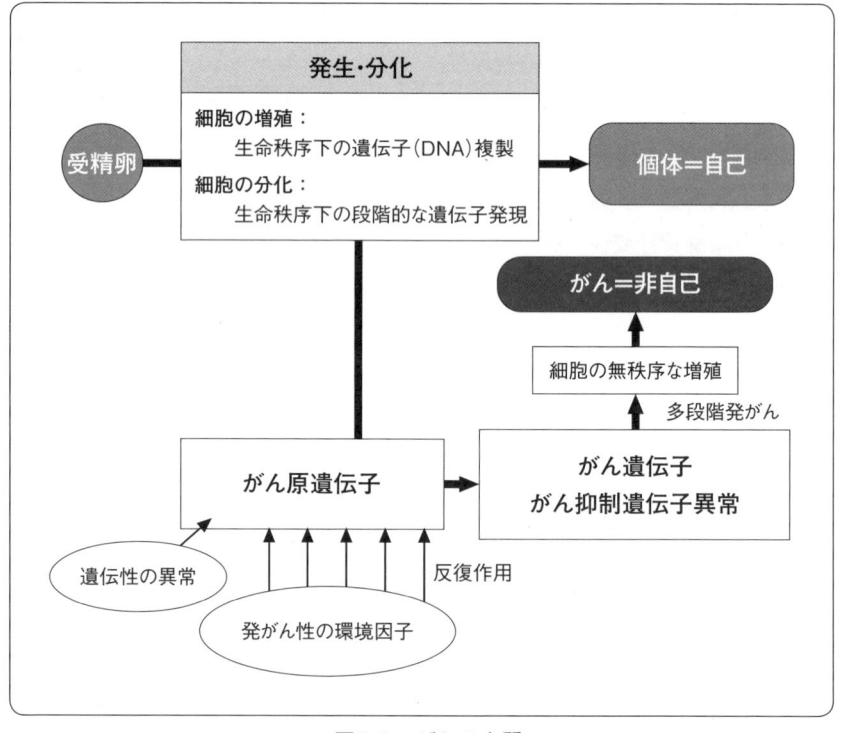

図5-1　がんの本質

瘍である"がん"が発生する。

　図5-1に示すように，精子と合体した受精卵は，ゲノムの中に仕組まれた生命の発生にかかわる秩序のもとで，ゲノム (DNA) の複製と細胞の分裂 (増殖) を反復し，その中で，遺伝子を細胞ごとに違って発現する"分化"を段階的に進め，結果としてひとつの有機的な多細胞集団である個体 (＝自己) をつくる。こうしてつくられる個体の中の個々の細胞の働きは，細胞間の活発な情報伝達により統御される厳密な秩序のもとに置かれるが，この個体の中に現れて"自己"の統御を受けないで無秩序に増殖を繰り返す"非自己"の細胞集団が"がん"である。

(2) がん遺伝子

　それでは"がん"はどのようなしくみで発生するのであろうか。個体とその中の細胞の秩序ある発生・分化を誘導するしくみが破綻して"がん"が発生するが，この秩序ある発生・分化は，細胞間と細胞内の活発な情報伝達に支えられる。こうした情報伝達には，細胞表面および液性の情報伝達分子とそれを受容する細胞表面の受容体（細胞間情報伝達分子），細胞表面から細胞内，特に核に向かう情報伝達を媒介する酵素や転写因子（細胞内情報伝達分子）など多様な分子がかかわる。これら情報伝達分子の遺伝子に何らかの異常が発生すると，秩序ある発生・分化のしくみが破綻してがんが発生する[1]。変異することでがん発生につながる情報伝達分子の正常な遺伝子を"がん原遺伝子 (proto-oncogene または cellular onocogene)"とよぶ。がん原遺伝子は，さまざまな発がん性環境因子の作用で変異し，"がん遺伝子"となる。また，がん抑制遺伝子とよばれる細胞増殖を制御する分子の遺伝子は，変異して正常な働きが失われると発がんを促すため，広義にがん遺伝子に含まれる。

　がん研究の歴史の中で，がん遺伝子はどのように発見されたのであろうか。20世紀初頭 (1911) に P. Rous[2] は，特定のウイルス（ラウス肉腫ウイルス）がニワトリにがん（肉腫）を発生させることを見いだした。さらなる研究によりこのウイルスから *src* (v-*src*) 遺伝子が分離され，世界で最初に発見さ

れたがん遺伝子となった。その後, v（ウイルス由来）-*src* が設計する分子とは1カ所のアミノ酸だけが異なる分子の遺伝子が正常な細胞に広く分布することが判明し, c（細胞性）-*src* と命名された。c-*src* が設計するSrc分子は正常の細胞の分化と増殖を媒介する細胞内情報伝達分子のひとつ（非受容体型チロシンリン酸化酵素）である。その後の研究により, ①c-Srcには種を超えて保存された2つのチロシン残基があり, そのうちの1つのチロシン残基がリン酸化された状態で分子構造は安定となること, ②このリン酸化チロシンが脱リン酸化されると分子構造が不安定となり, その結果, もう1つのチロシン残基がリン酸化されてc-Srcの酵素活性が発現すること, 一方, ③v-Srcでは, リン酸化で分子を安定化させるチロシンが欠失するために常時活性化された状態となり, 細胞をがん化させる重要な要因となること, などが判明している[3]。

その後, 同様な発見が続き, *ras* や *myc* に代表される数多くのがん遺伝子とこれに対応するがん原遺伝子が, p53等のがん抑制遺伝子とともに知られ, 現在に至っている。

（3）環境因子と多段階発がん

一部のがん遺伝子は生殖細胞に組み込まれて遺伝するが, 多くのがん遺伝子は, 発がん性環境因子の作用でがん原遺伝子やがん抑制遺伝子から誘導されて多段階的に現れる。遺伝子にはもともと一定の割合で突然変異が生ずるが, 発がん性環境因子がこの変異の率を高める。細胞には遺伝子に生ずる変異を修復するしくみが備わるが, このしくみで修復されない変異が遺伝子の傷として蓄積する。こうして, 遺伝子と環境因子が長期にかかわりあいながら, 発がんへのプロセスは多段階的に進行する。

2．免疫の働きの基本

次に, がんの発生と進展を抑える免疫について, その働きの本質と免疫系のつくりの概要[4]を解説する。

（1）免疫の本質

　地球上に誕生して以来，原核細胞から真核細胞へ，単細胞生物から多細胞生物へと，しだいに高度なつくりを持つ個体へと進化を続けた生命は，個と個が，食べる側と食べられる側に分かれる食物環の中でかかわりあう巨大生命系をつくりあげてきた。すなわち，光合成によって太陽エネルギーを取り込み，生命をかたちづくるタンパク質とこのタンパク質を設計する核酸を合成するための窒素を固定する植物が生まれ，この植物を食して生命を維持する草食動物と，草食動物を食して生きる肉食動物が現れ，そして，生命を失った動物個体の一部は植物に還元されるといった食物環が巨大生命系を支える。

　こうした巨大生命系の中で，それぞれの"個"の生命は，食されることで消滅し，食することで維持されるといったダイナミックな関係にある。この関係は，細菌やウイルスといった微生物とヒトを含む多細胞生物の間でも，寄生または共生として観察される。微生物が多細胞生物（宿主）の体内に侵入し，中で増殖することで宿主の生命活動を障害し，ときに死に至らせるのが感染（寄生）であるが，宿主には，こうした微生物の攻撃から身を守る防御のしくみ，すなわち"免疫"が備わる。多細胞生物に備わる"免疫"のしくみは，図5-2に示すように，受精卵が発生・分化して個体をつくる過程で，特定の細胞集団である"免疫系"が担う働きとして現れる。

　ヒトを含む多細胞生物に広く備わる免疫系の原型は，真核の単細胞生物にみられる[4]。単細胞生物にはバクテリアの攻撃に対する2つの種類の防御のしくみ（免疫）が備わる。その第一は，細胞内へのバクテリアの侵入を物理的に防ぐ細胞膜が担う，いわば"守り"の免疫である。第二は，バクテリアを捕捉して細胞内に取り込み，殺菌・消化する食の働きに基づく"攻め"の免疫である。この免疫は，巨大生命系を支える食物環と直接的にかかわる。単細胞生物に備わるこの2種類の免疫は，進化の過程でしだいに高度化し複雑化する。ヒトの場合，守りの免疫は皮膚や粘膜に担われる。多くの微生物はこの守りによりヒトの体内に入ることができないが，外傷などでこの守りが破られると侵入できるようになる。微生物がヒトの体内に侵入する前の攻

めの免疫が，胃や腸による個体レベルの消化であり，口から入る微生物の大部分が消化されて死滅する。こうした第一線の守りと攻めの免疫を超えて体内に侵入する病原性微生物に対して，ヒトはいっそう高度な攻めの免疫で対抗する。

　守りと攻めの両方の免疫の働きの本質は，図5-2に示すように，"自己"を攻撃する"非自己"を排除して"自己"を維持することである。免疫が排除する第一の対象は，上にも示したように，個体（自己）の外から内に侵入（感染）して"自己"を攻撃し傷害する病原性微生物（非自己）である。免疫が排除するもうひとつの対象が，受精卵からの発生・分化によりつくられる個体を，遺伝要因と環境因子（発がん性の物理・化学的因子やがんウイルス）に誘発されて内なる"非自己"として発生し"自己"を攻撃し傷害する"が

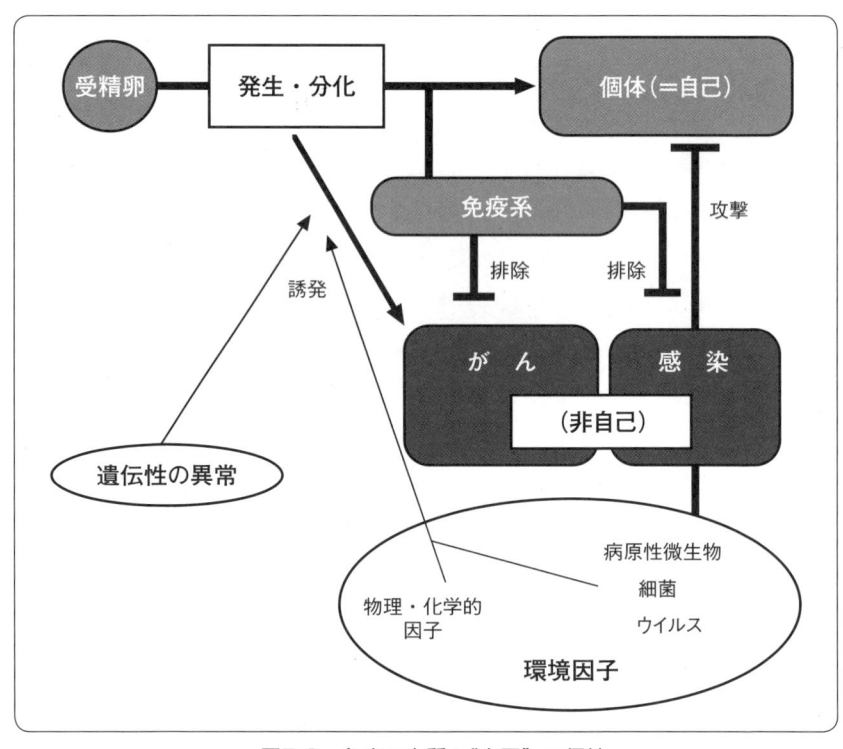

図5-2　免疫の本質："自己"の保持

ん"であると考えられている。この考えは，個体のつくりが複雑となった脊椎動物にがんが高頻度に発生し，同じ進化の段階で免疫のしくみが高度化した事実とも符合する。そうだとすれば，がんは，個々の細胞の役割分担が高度化した高等生物において，"自己"の統制を外れて"非自己"となった後，免疫による排除のしくみを回避した細胞であることになる。

(2) ヒトの免疫系の基本的なつくり

　ヒトの免疫を高等なものとする細胞系が，脊椎動物のヤツメウナギにはじめて登場するリンパ球である[4]。リンパ球の基本的な役割は，守りと攻めの両方の免疫を最も効果的に発動させることである。リンパ球は，比較的少数の食細胞を，これを必要とする時と場に適切に動員し，効果的にその働きを引き出す。

　ヒトに備わる免疫系をつくる細胞と臓器の全体像をリンパ球を含めて図5-3に示す。受精卵の卵割から始まり胞胚期，嚢胚期と進む多細胞生物の発生過程で，外胚葉，中胚葉，内胚葉の細胞集団が分化するが，各胚葉由来のさまざまな細胞型の連携共同によって守りと攻めの免疫系がつくられる。その中核をなすのは，中胚葉に起源を持つ血液幹細胞とそこから分化するリンパ球と骨髄球である。

　ヒトを攻撃する微生物の種類は多様であり，体内に侵入する部位や攻撃の方法も微生物種ごとに異なる。対応して，Bリンパ球（B細胞）とTリンパ球（T細胞）の2種類のリンパ球がそれぞれ違う種類の免疫を担当する。細胞外に寄生する化膿菌などに対応するのはB細胞がつくるIgM，IgG抗体とそれらの働きを補助する補体である。抗体がそのN末端部（Fab）で細菌に結合すると，C末端部（Fc）が好中球（食細胞）表面のFc受容体と結合し，食菌が促進される。また，抗原と結合した抗体に補体が結合すると，補体タンパクが切断されて活性化し，断片のひとつが遊走因子となって好中球を炎症の場に集める。

　一方，細胞内に寄生する結核菌などに対応するのはT細胞の亜群であるT$_H$細胞である。T$_H$細胞はインターフェロンγ（IFN-γ）などのサイトカイ

ンをつくって細胞外に放出し，このIFN-γがマクロファージ（食細胞）を活性化させる。活性化したマクロファージは細胞内に寄生する細菌を殺菌できるようになる。なお，T_H細胞がつくるIL-4，IL-5，IL-6などのサイトカインは，B細胞による抗体産生を促進する。

　寄生虫のような大型の病原体に対しては，B細胞がつくるIgE抗体が作動する。IgE抗体が，そのFc部分でマスト細胞表面の受容体と結合し，さらにFab部分で抗原（アレルゲン）と結合して細胞表面で架橋されると，その刺激が細胞内に伝えられ，細胞内の顆粒に蓄えられたヒスタミンなどの低分子化学メディエーターが細胞外に放出される。また，細胞膜のアラキドン酸代謝が促進されてロイコトリエンがつくられる。これらの化学メディエータ

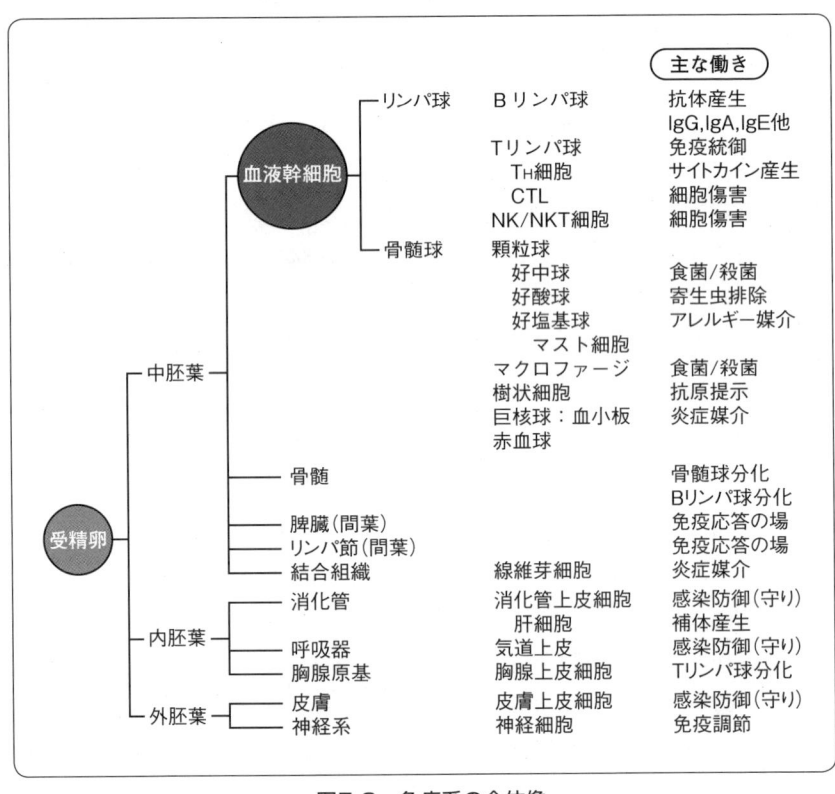

				主な働き
受精卵	中胚葉	血液幹細胞	リンパ球 — Bリンパ球	抗体産生 IgG, IgA, IgE他
			Tリンパ球	免疫統御
			T_H細胞	サイトカイン産生
			CTL	細胞傷害
			NK/NKT細胞	細胞傷害
			骨髄球 — 顆粒球	
			好中球	食菌/殺菌
			好酸球	寄生虫排除
			好塩基球	アレルギー媒介
			マスト細胞	
			マクロファージ	食菌/殺菌
			樹状細胞	抗原提示
			巨核球：血小板	炎症媒介
			赤血球	
		骨髄		骨髄球分化 Bリンパ球分化
		脾臓（間葉）		免疫応答の場
		リンパ節（間葉）		免疫応答の場
		結合組織	線維芽細胞	炎症媒介
	内胚葉	消化管	消化管上皮細胞	感染防御（守り）
			肝細胞	補体産生
		呼吸器	気道上皮	感染防御（守り）
		胸腺原基	胸腺上皮細胞	Tリンパ球分化
	外胚葉	皮膚	皮膚上皮細胞	感染防御（守り）
		神経系	神経細胞	免疫調節

図5-3　免疫系の全体像

ーは，毛細血管の透過性を高めたり，気管支や腸管の平滑筋を収縮させたりして，寄生虫などの大型の寄生体の排除やアレルギーの誘発にかかわる。関連して，同じ炎症の場に集まる好酸球が大型の寄生体を傷害する。

消化管や気道の粘膜による守りの免疫を強めるのは，B細胞がつくるIgA抗体である。体内でつくられるIgAは粘膜上皮細胞表面のポリIg受容体と結合し，ともども細胞内を通って消化管や気道の中（体外）に分泌される。管腔内に出たIgA抗体は，その中の細菌やウイルスと結合し，それらが体内に入るのを阻止する。

体内に侵入したウイルスに対する防御にはB細胞とT細胞の両方がかかわるが，Tリンパ球の亜群であるキラーTリンパ球（CTL）が特に重要な働きをする。CTLは，ウイルス感染細胞の膜に表出されるウイルス抗原＋自己MHC分子を抗原受容体（TCR）で結合し，ウイルス感染細胞を傷害する。このCTLは同種移植細胞やがん細胞も傷害する。

（3）自己と非自己の識別

免疫の働きの最大の特徴は，その矛先が選択的に外来の微生物や体内のがん（非自己）に向けられ，自己に向けられないことである。これは免疫には自己と非自己を識別するしくみが備わることを意味する。

自己と非自己を識別するしくみは，B細胞とT細胞の両方に備わるが，免疫系全体を統御するT細胞が特に巧妙なしくみを持つ[4]。図5-4に，T細胞の抗原認識のしくみを示す。T細胞は，抗体を受容体とするB細胞とは違って，抗原分子の表面構造を認識できる受容体を持たない。T細胞受容体（TCR）は，自己MHCと抗原分子内の特定の小ペプチド鎖（抗原ペプチド）との複合物を異物として認識する。この高次の認識を行うTCRは，胸腺内でのT細胞の発生過程で準備される。発生の第1ステップで，自己MHCと結合できるTCRを発現するT細胞がまずポジティブに選択されてその分化が促進され，これを発現しない数多くのT細胞が死滅する。次に，第2ステップで自己MHCと複合した自己構造と強く結合するT細胞がネガティブに選択され排除される。これによって，自己MHCと外来の非自己の抗原ペプチドの

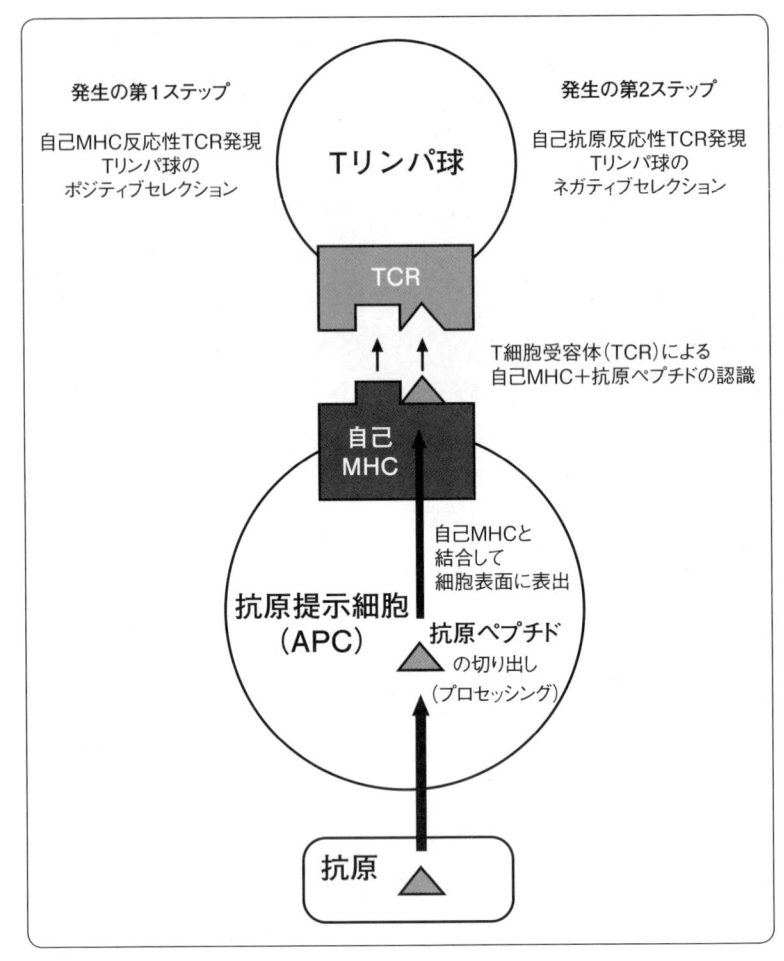

図5-4 Tリンパ球による抗原認識のしくみ

複合物と結合できるT細胞だけが生残する。こうしたしくみによりT細胞は、そうした抗原ペプチドを非自己の抗原分子から切り出し（プロセッシング）自己MHCと結合させて細胞表面に提示する抗原提示細胞（APC）の働きで選択的に活性化（免疫応答）することになる。

（4）免疫系の分子

免疫の働きはどのような分子に支えられるのであろうか。免疫系の代表的な分子を表5-1に示す。

外来の異物を非自己と認識（抗原認識）し防御する高次免疫を支える中心的分子が抗体である。抗体は，物質が持つさまざまな微細三次構造を鍵と鍵穴方式の非共有結合によって個別に認識できる100万種類を超える構造上の多型を示す。この分子多型を生み出す遺伝子多型は，各抗体分子の構造を設計する遺伝子が2つ（V/J遺伝子）または3つ（V/D/J遺伝子）の小遺伝子に分かれて染色体に配置され，それぞれ多型を示す小遺伝子間で多様な組換

表5-1　免疫系を支える代表的な分子

分子群	分子の例	基本的な働き
スーパーイムノグロブリンファミリー		
	抗体	抗原認識
	T細胞受容体（抗体）	抗原認識
	CD3	T細胞内情報伝達
	MHCクラスI／クラスII分子	抗原認識（TCRのリガンド）
	CD4/CD8	T細胞抗原認識補助
	CD28:, CD80/CD86	T細胞内情報伝達補助
	Fc受容体	抗体Fc構造受容
	ポリIg受容体	重合性抗体（IgA）受容
Toll様受容体	TLR1〜TLR10	異物認識
インテグリンファミリー	LFA-1（CD11a/CD18）	細胞間接着
	Mac-1（CD11b/CD18）	細胞間接着
	VLA（CD39/CD29）	細胞間接着
セレクチンファミリー	E-セレクチン（CD62E）	細胞間接着
	L-セレクチン（CD62L）	細胞間接着
	P-セレクチン（CD62P）	細胞間接着
サイトカイン	IL-1〜IL-18	細胞間情報伝達
	IFN/TNF	細胞間情報伝達
サイトカイン受容体	IL-1〜IL-18受容体	細胞間情報伝達
	IFN/TNF受容体	細胞間情報伝達
補体タンパク	C1〜C9	抗体活性の補助
化学メデイエーター	ヒスタミン	細胞間情報伝達
	プロスタグランジン	細胞間情報伝達

えが起こることで生まれる。

　抗体と遺伝子の起原を同じにする幾種類もの分子があり，免疫グロブリンスーパーファミリー分子とよばれる。このファミリーの分子には，T細胞が抗原を認識するためのTCR，抗原ペプチドと複合体をつくってTCRのリガンドとなるMHCクラスI，クラスII分子，T細胞を特徴づけるマーカー分子であってTCRから入る抗原情報を細胞内に伝達するCD3，T$_H$細胞あるいはCTLのマーカー分子であってTCRによる抗原認識を補助するCD4とCD8，T$_H$細胞を活性化させるためのTCRを介する細胞内情報伝達を補助するT$_H$細胞表面のCD28とそのリガンドとなるAPC表面のCD80/CD86，食細胞の表面に発現して抗体のFc部分と結合するFc受容体，IgA，IgMなどの重合性抗体と結合して体外に運ぶ粘膜上皮細胞表面のポリIg受容体など，免疫応答が発現するためのさまざまな分子が含まれる。

　抗体やTCRによる抗原認識に先だって微生物由来の異物をより原始的なしくみで非自己として認識するToll様受容体（TLR1〜TLR10）も最近見いだされている。免疫系の細胞の移動，活性化と増殖，および制御に必要な細胞間の情報伝達は，細胞と細胞を直接的に接着させる接着分子と液性（可溶性）の情報伝達分子を介して行われる。これらの分子の多くはいくつかの分子ファミリーをつくる。接着分子としては，最も大きな分子ファミリーである免疫グロブリンスーパーファミリーに属する各種分子のほか，LFA-1，Mac-1，VLAなどのインテグリンファミリー分子，E-セレクチン，L-セレクチン，P-セレクチンなどのセレクチンファミリー分子がある。

　細胞間の情報伝達を液性に媒介する情報伝達分子としては，IL-1〜IL-18，インターフェロン，TNFに代表される各種のサイトカイン，各種分子ファミリーのサイトカイン受容体や補体，ヒスタミンやプロスタグランジンなどの低分子の化学メディエーターが知られる。

（5）免疫の制御

　上記の免疫の働きは，さまざまなしくみで過剰あるいは異常とならないよう巧みに制御されている。こうした制御は，リンパ球や食細胞が発生・分化

する段階，抗原の刺激に応答してリンパ球が活性化し抗体やサイトカインをつくる段階，抗体やサイトカインの働きで食細胞やAPCの機能が亢進する段階など，さまざまなステップで働く。こうした制御にかかわる分子もまた抗体やサイトカインであったり，あるいは細胞にアポトーシスを誘導する分子であったりする。

　最も基本的な免疫の制御は，(3)で説明した自己と非自己を識別するしくみとしてみられる。リンパ球の発生過程で後天的に獲得されるこのしくみを回避して，一部のT細胞は自己を傷害し自己免疫疾患を誘発する。こうした自己への攻撃や異物に対する過剰な応答（アレルギー）を制御するしくみのひとつがフィードバック制御である。これは，活性化したリンパ球や食細胞がつくる抗体やサイトカインが，翻ってその産生を抑え，あるいは終焉させるしくみである。

　免疫の働きはまた，さまざまな環境因子の作用でそのレベルが変化する。放射線やがんの化学療法剤，あるいはエイズに代表されるウイルス感染が正常な免疫の働きを障害する。また，長期にわたって個体に作用する環境因子として"食"があり，食に含まれるさまざまな化学物質が免疫系の働きのレベルを正または負に調整する可能性がある。

3. がん免疫（腫瘍免疫）とは

　1，2で概説した"がん"と"免疫"の基本の理解を前提として，がん免疫（より一般的には腫瘍免疫）とは何か，これにかかわるがん特異抗原と腫瘍関連抗原，およびがん特異抗原を標的とする免疫について概要を紹介する。

(1) がん免疫の基本理念

　免疫の働きの基本は，非自己の攻撃から自己を防御して健常な自己を保持することにある。したがって，先に図5-2にも示したように，免疫は外来の病原性微生物だけでなく，内に発生して無秩序に増殖し個体（自己）を傷害する非自己の細胞集団，がんも防御の対象となる。P. Ehrlichは20世紀始め

に腹水がんの継代可能な細胞株を樹立するとともに，このがん細胞を実験動物に移植すると免疫がこれを排除するという実験結果を示した．後に，彼が認めた免疫は，組織適合性にかかわる移植抗原を標的とすることが判明し，真にがん抗原を標的とする免疫が存在するかどうかは，長い間不明であった．しかし，多数の研究者による個体レベルと分子・遺伝子レベルのその後の研究の結果，そうした免疫が実在し，がんの予防や治療に活用できる可能性があることが判明した[4]．

（2）がん特異抗原／腫瘍関連抗原

免疫ががんを排除する場合の標的となる正常細胞にないがん固有の構造（がん特異抗原）が存在するかどうかについて，数多くの研究が行われた．実験動物を使ってこの研究を進めるには，遺伝的に均質な実験動物の系を樹立する必要があり，兄妹交配を20代以上繰り返すことでそうした近交系マウスが樹立された．G. Kleinら（1960）[5]は，近交系のマウス個体に発がん性の化学物質（メチルコラントレン）を与えてがんを誘発し，ある段階でがんを切除して細胞の一部を同系の別のマウスに接種し継代するとともに，残りの細胞に放射線を照射してがん原発個体にワクチンとして注射，その後で継代された元のがんを接種するとそのがんは排除されることを示した．この実験成績は，発がん性化学物質によって誘発されるがんには，排除する標的として免疫が認識できるがん特異抗原が発現することを初めて明示した．その後の研究から，発がん性化学物質で誘発されるがんには，がんごとに異なるがん特異抗原が現れることも判明した．一方，発がん性ウイルスにより発生するがんにも免疫の標的となるがん特異抗原が現れるが，同じ種類のがんウイルスによって誘発された複数のがんに発現するがん特異抗原は共通である．その後の先端的な研究により，自己のMHCと複合してTCRに認識されるがん特異抗原の本体であるペプチド構造も知られ，がん特異抗原の存在が実証された．

実験動物を用いた基礎的な研究とは別に，自然発生するヒトのがんにがん特異抗原が存在するかどうかについて，表5-2に示すように多くの研究が行

3. がん免疫（腫瘍免疫）とは

表5-2 代表的なヒトのがん特異抗原／腫瘍関連抗原

抗原の同定方法	抗原の種類	構造	抗原の所在	利用法
異種抗血清	CEA	糖タンパク	消化器がん 胎児細胞	消化器がんの診断
	α-フェトプロテイン	糖タンパク	肝細胞がん 胎児肝細胞	肝臓がんの診断
モノクローナル抗体	CA19-9	糖鎖	消化器がん	消化器がんの診断
	CSLEX	糖鎖	肺腺がん	肺がんの診断
	CA125	ムチンコアタンパク	卵巣がん	卵巣がんの診断
自家腫瘍反応性抗体	ガングリオシド	糖脂質	メラノーマ(大量) 正常のメラノサイト(少量)	
CTL	MAGE-1		メラノーマ, 他 精巣	がんワクチン療法開発
	HTLV-1ウイルス	ウイルスタンパク	成人T細胞白血病	がんワクチン療法開発

文献4)より

われてきた[4]。ヒトでは個体ごとに遺伝的背景が異なるため，実験動物を用いた研究と同じ方法論は使えない。初めに，ヒトのがん組織でウサギを免疫して得られる異種抗体を用いてがん特異抗原の検出が試みられた。この方法で患者血清中に検出された抗原の代表例ががん胎児性抗原（CEA）であるが，この抗原は正常な胎児に発現した後消失し，発がんに伴って再び発現することから，腫瘍関連抗原とされた。CEAはがんのマーカーとして特に消化器がんの診断に有用である。同様な方法で見いだされた肝細胞がんと胎児肝細胞に発現するα-フェトプロテインは，肝臓がんの診断に用いられている。ヒトの腫瘍関連抗原の研究は，ヒトがん組織で免疫したマウスから分離されるモノクローナル抗体を使ってさらに展開し，CA19-9，CSLEX，CA125などが発見された。これらは現在，消化器がん，肺がん，卵巣がんの診断に用いられている。なお，モノクローナル抗体を使って見いだされた腫瘍関連抗原の多くは，血液型抗原に関連する糖鎖抗原である。

一方，自家腫瘍に対する患者の免疫応答を利用していくつものヒトのがん

特異抗原が検出されてきている。方法論上の制約から，免疫応答を試験管内で再現しやすい悪性メラノーマなど特定の種類のがんを対象とした研究が中心であるが[4]，こうした研究により，正常細胞にも微量に存在する特定の糖脂質抗原（ガングリオシドなど）が大量にメラノーマに発現して抗体応答を誘導することが知られた。また，がん細胞を直接的に傷害するキラーTリンパ球（CTL）が認識できるがん特異抗原の遺伝子（*MAGE-1*等）も分離され，MHCクラスI分子と複合してCTLの標的となる抗原ペプチドも一部特定されている。

メラノーマ以外のがんについては，Bリンパ腫の表面に発現する特定構造（抗体のイディオタイプ）に対するモノクローナル抗体が作製されて治療応用が進んでいるほか，成人T細胞白血病やバーキットリンパ腫のCTLが認識できるウイルス抗原ペプチドの研究も，がんワクチン療法の開発を視野に入れて進められている。

（3）がん免疫の内容

免疫系のどのような細胞型ががん免疫を担うかをまとめて図5-5に示す。体内に発生したがんを排除する免疫の特に強力な担い手は直接的な細胞傷害活性を持つCTL[6]とNK細胞である。がん細胞の表面に発現した自己MHCクラスI分子とがん特異抗原ペプチドの複合物を異物として認識したうえで標的細胞にアポトーシス（細胞死）を誘導するのがCTLである。一方，樹状細胞などの抗原提示細胞（APC）表面に発現する自己MHCクラスII分子とがん特異抗原ペプチドの複合物をTCRで認識するT$_H$細胞は，活性化してIL-2などのサイトカインを放出し，それによってCTLの活性化を促す。T$_H$細胞はまた，細胞外に放出するIFN-γなどのサイトカインを介してマクロファージを活性化するが，活性化したマクロファージは，遅延型過敏反応（DTH）のしくみによってがん細胞を傷害する。活性化したT$_H$細胞はさらに，IL-4, IL-5, IL-6などのサイトカインを放出してBリンパ球を活性化し，がん特異抗体の産生を促す。がん特異抗体ががんを排除する免疫のしくみのなかでどのような役割を担うかは不明であるが，試験管内の実験ではADCC

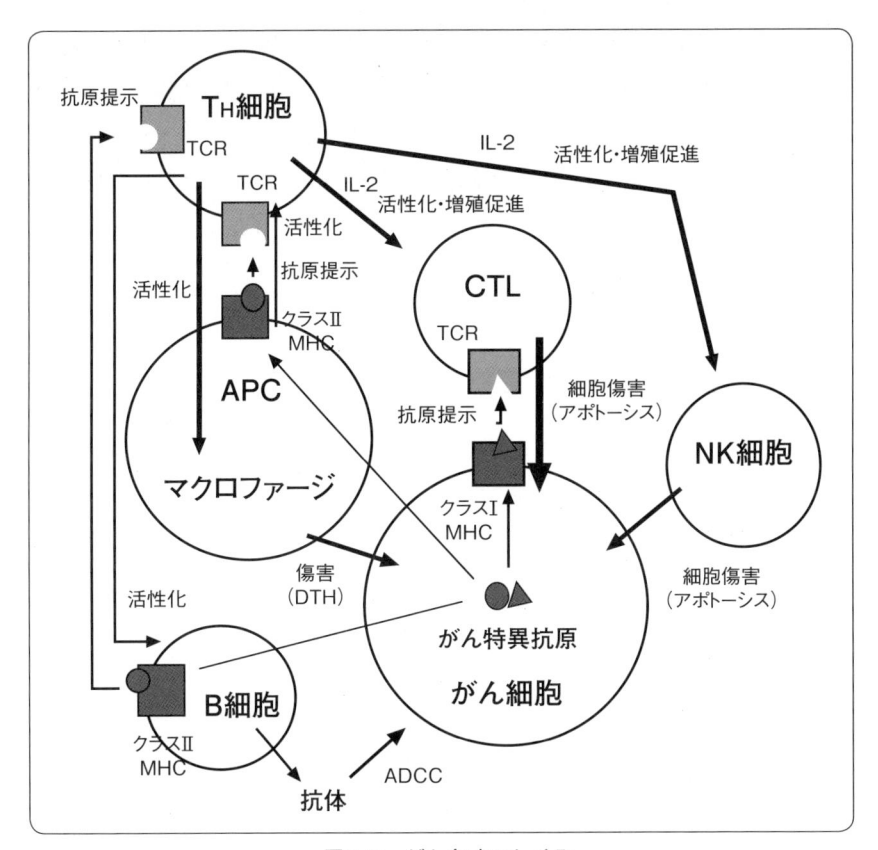

図5-5　がん免疫のしくみ

(antibody-dependent cellular cytotoxicity) とよばれるしくみでがん細胞を傷害する。しかし，このしくみが生体内でも効果的に働くという明確な証拠はない。

　CTLとは異なる様式でがん細胞を非自己と認識して排除する細胞系にNK細胞がある[4]。NK細胞は，抗原を認識するTCRを持たないが，糖鎖と結合するCタイプレクチンファミリーの受容体（CD94/NKG2）によりがん細胞を異物と認識する。NK細胞が持つもうひとつのイムノグロブリンスーパーファミリーの受容体（KIR）は，標的細胞上のMHCクラスⅠ分子と結合してNK活性を逆に阻害する。このため，NK細胞は好んでMHCクラスⅠ分

子を失ったがん細胞を排除することになる。なお，NK細胞と同類の別の細胞型として，特定のTCRを持つNKT細胞が知られる。NK細胞やNKT細胞は，抗原刺激によらないしくみで活性レベルが調節されてウイルス感染細胞やがん細胞を排除する自然免疫を担う。この細胞の活性レベルは，自律神経やホルモンを介してさまざまなストレスの作用で変化し，また，加齢とともに低下する。

4．がん免疫の破綻と増強

　免疫の働きが極度に低下するエイズの場合には，通常は病原性を持たない微生物による日和見感染（カリニ肺炎）やがん（カポジ肉腫）が発生する。
　岩本らは，試験管内に分離したマウス受精卵にがん遺伝子*RET*を移入して後，これをマウスの子宮に戻すことで皮膚黒色症を呈する3系統のトランスジェニックマウスを樹立した[7]。このうち2系統に加齢とともにメラノサイト系の腫瘍が発生したが，1系統には発生しなかった。加藤ら[8]はこの系統間での腫瘍（がん）発生の有無の違いが何に起因するかを解析した。その結果，腫瘍が発生する2系統では，*RET*にコードされるRET抗原がマウス出生の前に多量につくられるために，この抗原に対して免疫学的寛容が成立し，その結果，RETを発現する腫瘍細胞が自己とみなされてこれを傷害するCTL免疫が誘導されないこと，一方，腫瘍が発生しない1系統では，RET抗原が出生の後に発現するために免疫学的寛容は成立せず，この抗原を発現する腫瘍細胞を非自己として傷害するCTL免疫が誘導されることが判明した。この成績は，がんが発生して成長するかしないかをがん特異CTL免疫の有無が決める可能性があることを示している。一方で，化学発がんによる可移植性腫瘍を近交系の他個体に移植する実験モデルでは，免疫方法を工夫すると移植がんを完全に排除する強力ながん特異CTL免疫を誘導することができる[9]。これらの成績は，がん特異CTL免疫を適切に誘導し活用すると，がんの予防や治療が可能であることを強く示唆する。

(1) 免疫賦活剤の利用

　特定の天然物または化学物質を実験動物またはヒトに投与して免疫の働きを高めることによりがんを予防し，あるいは治療しようとする数多くの試みがある[4]。BCG（ウシ型結核菌），グラム陽性細菌細胞壁から抽出したムラミルペプチド，溶血性レンサ球菌死菌，サルノコシカケから抽出した多糖体，などの効用がまず実験動物で，ついでヒトで試された。特定の物質について，移植がんを排除する免疫を高める効果が実験動物において検出される場合であっても，ヒトでの明確ながん治療効果を確認することは一般的に難しく，免疫の一般的なレベルをこうした薬物等で高めようとする従来からある免疫療法の効果は，たとえあるとしても限定的である。しかし，NK細胞による自然免疫のレベルは，ストレスなどの非特異的因子の作用で大きく変動することが知られ，この自然免疫を選択的に強める，あるいは低下させない薬物や生活習慣を特定して活用することは，がん抑制に有用であろうと考えられている。

(2) がん特異免疫の増強

　近年，がん細胞を直接的に傷害するCTLやNK細胞の活性を試験管内で増幅させてから人体にもどす新たな免疫療法が開発され，試行的に臨床応用されている。

　そのひとつが，患者の血液から採取した白血球を，試験管内で特定のサイトカイン（IL-2）を添加して培養し，その中のCTLやNK細胞の活性を増強させてから患者の体内に戻す治療法である。最近では，患者から採取した白血球を，がん特異抗原を取り込ませたAPCとともに培養し，これによって患者白血球のがん特異CTL活性をより選択的に増幅して後，患者の体内に戻す免疫療法も臨床の場で試行されている。この原理を発展させて，がん特異CTLやがん特異T$_H$細胞のクローンを試験管内で分離して治療に活用しようとする基礎的な研究もある[10]。

　試験管内で活性化させた免疫細胞を体内に戻すという受動免疫による治療とは別に，がん特異抗原からワクチンを調整し，これを用いて個体の能動免

疫を誘導してがんを予防しようとする試みもある。ヒト子宮頸がんの原因ウイルスであるパピローマウイルスに対するワクチンを用いた子宮頸がんの予防はその例である。

5．酸化ストレスと免疫

　免疫系の働き全体に影響を与える重要な因子のひとつが酸化ストレスである[11]。異物を積極的に排除する免疫の働きの原点は，食細胞が担う食作用である。図5-6に示すように，食細胞は細菌などの異物を細胞内のファゴゾームに取り込むが，異物を取り込んだファゴゾームはリソソームと融合してファゴリソソームとなる。この中で，殺菌的に働く大量の活性酸素がつくられ，

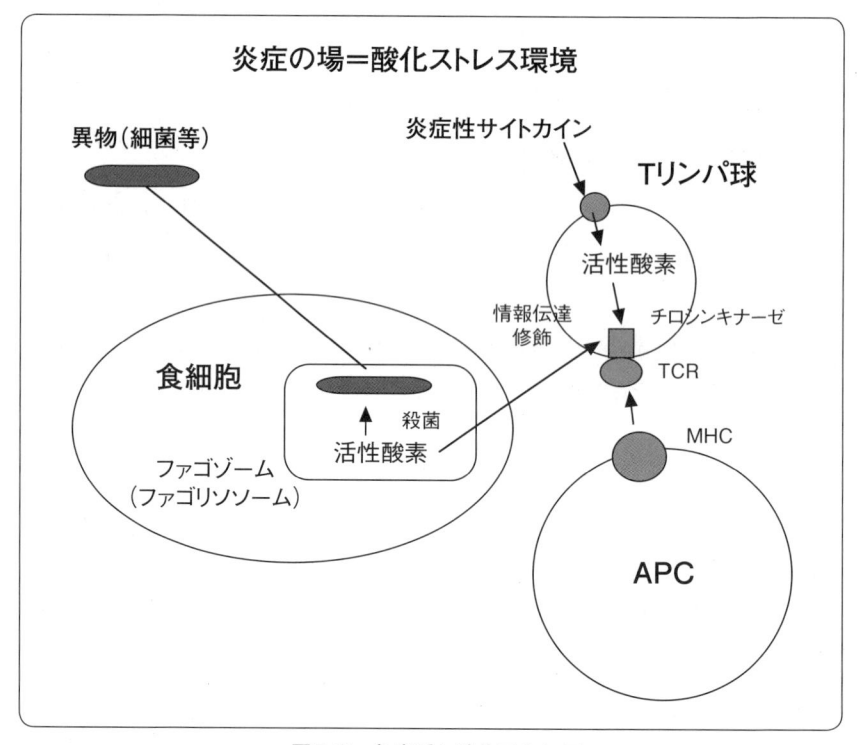

図5-6　免疫系と酸化ストレス

その一部は食細胞の外に漏れて出る。また，IL-1などの炎症性サイトカインがTリンパ球表面のサイトカイン受容体に作用した場合にも細胞内で生理的なレベルを超える量の活性酸素がつくられる。このため，免疫の働き全体を統御するTリンパ球は，異物を排除する炎症の場で常に酸化ストレス環境に曝されることになる。

　筆者らは，こうした酸化ストレス環境がTリンパ球の活性化と増殖のプロセスにどのように影響するかを調べた。その結果，Tリンパ球活性化のための細胞内情報伝達を起動するチロシンキナーゼの活性調節に酸化・還元反応が深くかかわることを見いだした[12),13)]。さらに，チロシンキナーゼ分子内にある特定のシステイン残基が酸化されて生ずる分子の構造変異がその酵素活性を起動するうえで重要であることを認めた[14)-16)]。この成績は，免疫系が正常に働くうえで適正な酸化・還元環境が必要であることを示唆しており，このことから，体内の酸化・還元環境を変動させる"食"を含めたさまざまな環境因子が免疫の働きのレベルを修飾すると推定された。

6．がん免疫と食

　がんは，さまざまながん遺伝子（がん抑制遺伝子を含む）と環境因子の長い時間軸のもとでの相互のやりとりの積み上げによって発生する。発生したがん細胞にがん特異抗原が発現し，免疫系がこれを非自己と認識した場合，このがん細胞は免疫系によって排除される。しかし，発現したがん特異抗原に対し免疫寛容が成立するなどして免疫系がこれを非自己として排除できない場合，がん細胞は無秩序に増殖することになる。発がんと免疫によるがん抑制の各ステップにさまざまな環境因子が作用してがんの進展を促進または抑制すると考えられる。がんの発生を促進する環境因子としては，皮膚や粘膜に直接作用する放射線や紫外線，呼吸器や消化器を通して体内に入る空気中あるいは食物中の発がん性化学物質がある。これらの環境因子は，一方でがん原遺伝子に作用して多段階発がんのステップを促進し，他方で発がんを抑える免疫の働きを低下させる。発がん性化学物質の例としては，気道から

体内に入るアスベストやタバコ成分，食物や飲料水に混入するアフラトキシン（カビ毒）やヒ素がある。

　他方，食物から体内に取り込まれるビタミンCやビタミンE，ポリフェノールなどの抗酸化物質は，体内の酸化・還元環境を調整することで免疫の働きを正しく制御し，結果として発がんを抑える可能性がある。このように，食物中に含まれるさまざまな化学物質が発がんとがん抑制の両面で作用する可能性があり，そうした"食"の影響下で"発がんのプロセス"と"発がんを抑制する免疫の働き"とは，長期に複雑にかかわりあうものと推定される。このため，特定の食物や薬物を継続的に摂取することが"発がん"あるいは"発がん抑制"にどのような影響を与えるかを明らかにするためには，個体レベルの長期にわたる実験が必要となる。

　食物（生薬を含む）を介して長期に体内で作用して発がんあるいは免疫によるがん抑制にかかわるのは，おそらく数多くの種類の化学物質であり，それらの化学物質の作用の総和として，発がん作用，あるいはがんの予防・治療効果が現れるものと思われる。多くの化学物質の個体への複合的な作用の内容を明らかにするには，ヒトでの検証に先立つ適切な実験動物を用いた基礎的研究が特に重要である。

　免疫を介するがん抑制作用の有無を特定の食物や生薬について検証する場合，他の研究で頻用される移植がんを用いることは適当とは言えない。なぜなら，他個体から移植されたがん細胞の場合，そこに発現するがん特異抗原は宿主マウスにとって外来性の一般的な異物であり，個体内で発生する過程で免疫寛容が成立し，このため免疫系が非自己として認識することが困難となっている可能性が高い自然発生がんのがん特異抗原と同一視することはできないからである。

　特定の食物や生薬が自家発生がんのがん特異抗原に対する免疫応答を免疫寛容を超えて促進できるかどうかを検証することが，そうした食物や生薬の利用がヒトの自然発生がんの抑止に有効か否かを判断するうえで重要である。このため，移植がんではなく自家発生がんを用いた個体レベルの動物実験による検定が，特定の食物を含む複合薬のヒトでの有用性を知るためにど

7. 生薬を用いた実験の成績

うしても必要である。

7. 生薬を用いた実験の成績

上記の諸点を考慮して、筆者らは、岩本ら[7]が遺伝子組換え技術を駆使して樹立し、加藤ら[17]がマウス系の交配により改良した、悪性メラノーマを自然発症するトランスジェニックマウス系を用いて、特定の生薬ががんの発生と進展に与える影響を実験的に検証した[18),19)]。検定した生薬は、臨床的に制がん作用が報告されている小柴胡湯[18)]と十全大補湯[19)]の2種類の漢方処方である。小柴胡湯は6種類の、十全大補湯は10種類の薬草の水抽出エキスを配合した複合生薬であるが、この複合生薬エキスを飲料水に加え、別の薬効を期待して医師が患者に投与するのと体重当たり等量を、出生10日目から始めて終生にわたりマウスに投与、腫瘍の発生と進展への影響を長期間（2年間）観察し、これらの生薬エキスを与えない対照群マウスと比較した。

(1) 小柴胡湯を用いた実験

図5-7-Aに示すように、対照群（50匹）では、生後3カ月前後に良性のメラノサイト系腫瘍が発生、その数カ月後に悪性のメラノーマに転化し平均して約10カ月で腫瘍死した。一方、小柴胡湯を長期に与えた実験群（50匹）で

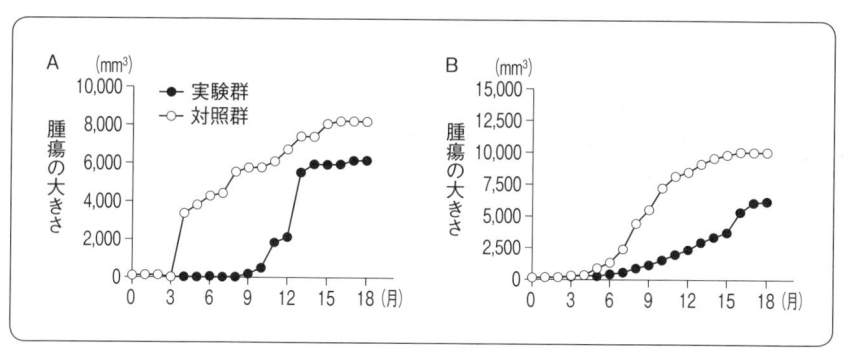

図5-7 小柴胡湯（A）と十全大補湯（B）の長期経口投与による腫瘍の発生と増殖の抑制
文献17), 19), 20)より

は，対象群に比べて腫瘍発生の時期が平均1.5カ月間遅延し，また，2.6カ月腫瘍死の時期が遅れ，推計学的に有意に延命した。実験群では，脳や肺への転移の比率が低下した。対照群では，腫瘍が悪性化するとともに腫瘍およびその周辺組織の腫瘍の転移にかかわるMMP-2とMMP-9のレベルが増加し，これを阻害するTIMPのレベルが低下した。これに対して実験群では，MMP-2とMMP-9の増加とTIMPの減少が抑えられた。関連する試験管内の実験で，小柴胡湯は，メラノーマから株化した腫瘍細胞に細胞傷害活性を示し，アポトーシスの誘導にかかわるFasおよびFasLの発現を促進した[20]。小柴胡湯に含まれる既知の複数の化学成分について上記の活性を調べたところ，主要成分のひとつであるバイカリン（baicalin）が同様の細胞傷害活性を示した。しかし，その活性のレベルは複合薬である小柴胡湯のそれに比べて低値であった。

(2) 十全大補湯を用いた実験

図5-7-Bに示すように，対照群（35匹）では，平均して生後3カ月で良性のメラノサイト系腫瘍が出現し，数カ月後に悪性に転化，その後急速に増殖して平均10カ月で腫瘍死した。これに対して十全大補湯を長期に投与した実験群（35匹）では，良性腫瘍が発生する時期は対照群と比較して大きく違わなかったが，その後の増殖は推計学的に有意に（$p<0.001$）強く抑えられ，その結果，平均寿命が6カ月間延命した。この原因を解析した結果，図5-8に示すように，十全大補湯投与群（実験群）で腫瘍特異CTL活性が推計学的に有意に増強していることが判明した。これは，特定の生薬が自家発生がんの増殖をがん特異CTL免疫の増強を介して抑制することを実験的に証明した初めての成績である。十全大補湯の中に含まれる数種類の既知の化学成分の作用を比較したところ，甘草（カンゾウ）の成分であるグリチルリチンに，十全大補湯に比べると低値であるものの，このCTL免疫増強作用を認めた。

(3) 実験成績の考察

悪性メラノーマが自然発症するトランスジェニックマウスに複合生薬（10

種類，あるいは6種類の薬草の複合エキス）を経口的に与えた上記の実験は，特定食品を継続的に摂取させて保健に関する有用性を検証する実験のモデルともなると考える[21), 22)]。

　実験に用いた2種類の複合生薬はともにがん抑制効果を示したが，そのしくみには，がんを直接的に傷害する活性，がんの転移にかかわる周辺組織の働きを調節する活性，およびがん特異CTL免疫を増強する活性が生薬処方ごとに異なる割合で含まれていた。生薬中の有効成分として特定されたバイカリンやグリチルリチンの活性は生薬全体の活性に比べて弱かったことから，生薬中のさまざまな化学成分が複合して作用し相乗効果が現れるものと

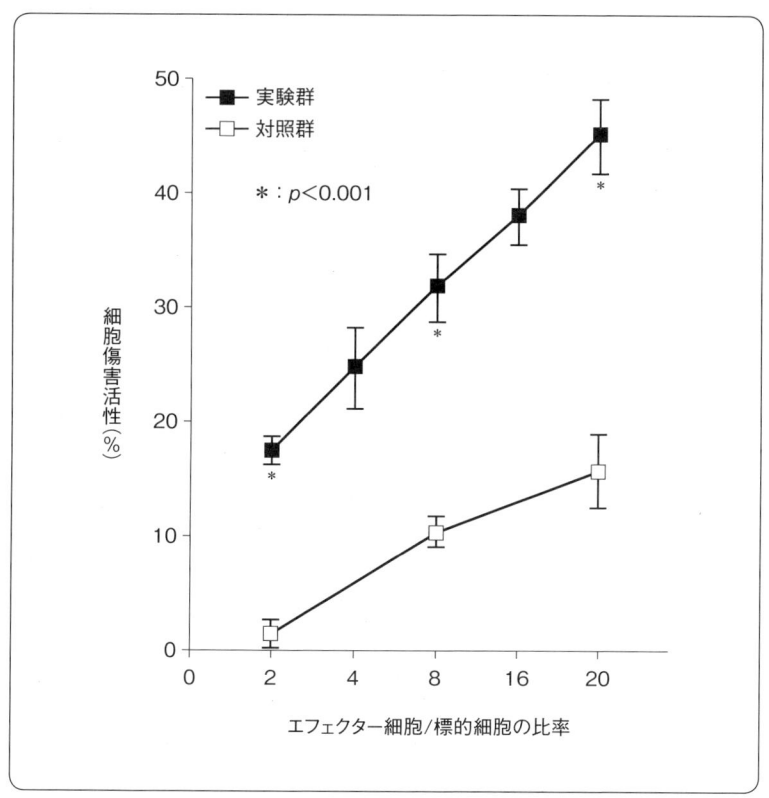

図5-8　十全大補湯（JTT）の長期経口投与による腫瘍細胞傷害性CTL活性の増強
文献18), 21)より

推定された。用いた2種類の生薬処方は，甘草とその中のCTL免疫増強活性を示したグリチルリチンを共通成分としたが，CTL免疫の増強は十全大補湯に顕著であった一方，小柴胡湯ではがん細胞に対する直接的な細胞傷害活性が前面に出た。このことは，生薬に含まれるさまざまな化学成分が互いに影響しあってそれぞれの生薬処方に特徴的な活性をつくることを示唆する。また，用いた生薬処方には甘草フラボノイドをはじめさまざまな抗酸化物質が含まれており，これを継続的に摂取することで個体内の酸化・還元環境が長期に調整され，免疫系の働きもこの環境下で適正に制御されたものと推定される。

筆者らは，上記の個体レベルの実験に先立つ試験管内の実験で，グリチルリチンが弱い抗原刺激によるTリンパ球応答を増強し，強い刺激によるそれを抑制する二面的な作用を示すことを認めた[23]。また，グリチルリチンをマウスに注射すると，Tリンパ球のバックグラウンドの活性レベルが低下する一方，抗原刺激による免疫応答が増強することを予備的に認めている。生薬に含まれる抗酸化物質やグリチルリチンのこうした作用をもとに考えると，生薬の免疫系に対する作用の本質は，バックグラウンドのノイズを抑えてがん特異抗原による弱い刺激に対するCTL応答を効果的に引き出すことにあるように思われる。

おわりに

発がんを抑える免疫のレベルを修飾する"食"の作用を含めて，がんと食の全体の関係をまとめて図5-9に示す。

がん原遺伝子の働きに支えられて受精卵から免疫系を含むヒト個体が発生・分化するが，遺伝性の異常と発がん性環境因子の作用で生まれるがん遺伝子の働きでがんが発生する。"食"は，こうした個体の発生・分化とがん発生のすべてのプロセスを多様に修飾する。第1に，食は個体の発生・分化に必要な材料とエネルギーを提供する。第2に，発がん抑制に関して正と負の両面で働く。負の働きとして，食に含まれる発がん性物質が発がんを促す。

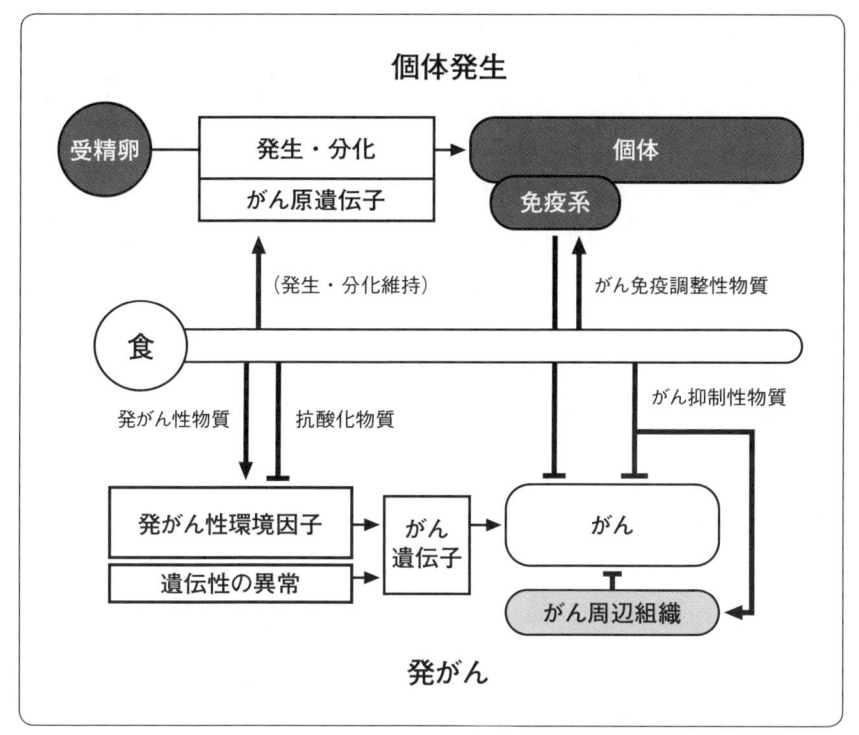

図5-9 がんと食

　正の働きとして，食に含まれる抗酸化物質をはじめとするさまざまな化学物質が，①発がん性物質の作用を緩和したり，②がん細胞を直接的に傷害したり，③がん周辺組織の働きを修飾したり，④CTL免疫やNK細胞免疫を調整したりして，がんの発生と進展を抑える。食とがんとの複雑なかかわりを明らかにして"食"によるがん抑制をめざすには，息の長い個体レベルの研究の蓄積が必要であろう。

　注：本稿のはじめに，3，6，おわりには，ネスレ栄養科学会議ホームページ「栄養科学レビュー」に掲載されている。

文　献

1) Cantley L.C., Auger K.R, Carpenter C. et al.: Oncogenes and signal transduction. Cell 1991; 64; 281-302.
2) Rous P.: Transmission of a malignant new growth by means of a cell-free filtrate. JAMA 1911; 56; 198.
3) Cooper J.A. and Howell B.: The when and how of Src regulation. Cell 1993; 73; 1051-1054.
4) 中島　泉，高橋利忠，吉開泰信：シンプル免疫学 改訂第3版．南江堂，東京，2006．
5) Klein G., Sjogren H.O., Klein E. et al.: Demonstration of resistance against methylcholanthrene-induced sarcomas in the primary autochthonous host. Cancer Res 1960; 15; 61-72.
6) 中島　泉：細胞傷害性T細胞．KEY WORD 感染症 第2版（山口恵三，戸塚恭一編）．先端医学社，東京，2008，p.206-207．
7) Iwamoto T., Takahashi M., Hamatani K. et al.: Aberrant melanogenesis and melanocytic tumour development in transgenic mice that carry a metallothionein/ret fusion gene. EMBO J 1991; 10; 3167-3175.
8) Kato M., Liu W., Alkhand A.A. et al.: Linkage between melanocytic tumor development and early burst of Ret protein expression for tolerance induction in metallothionein-I/ret transgenic mouse lines. Oncogene 1999; 18; 837-842.
9) Rahman S.M., Kawashima K., Nakashima I. et al.: Induction of high-grade tumor-specific immunity in a host using a cytotoxic T-lymphocyte clone specific for a stable tumor antigen on murine leukemia L1210. Cancer Res 1988; 48; 6450-6454.
10) Fearon D.T.: The expression and maintenance of antigen-selected CD8$^+$T cell clones. Adv Immunol 2007; 96; 103-139.
11) Nakashima I., Kato M., Akhand A.A. et al.: Chemical reaction-mediated alternative signaling pathway in cells of the immune system. Curr Trends Immunol 2000; 3; 45-58.
12) Nakashima I., Pu M.Y., Nishizaki A. et al.: Redox mechanism as alternative to ligand binding for receptor activation delivering disregulated cellular signals. J Immunol 1994; 152; 1064-1071.
13) Kato M., Iwashita T., Takeda K. et al.: Ultraviolet light induces redox reaction-

mediated dimerization and superactivation of oncogenic Ret tyrosine kinases. Mol Biol Cell 2000; 11; 93-101.
14) Nakashima I., Takeda K., Kawamoto Y. et al.: Redox control of catalytic activities of membrane-associated protein tyrosine kinases. Arch Biochem Biophys. 2005; 434; 3-10.
15) Nakashima I., Takeda K., Kawamoto Y. et al.: MXXCW mtief as a potential initiator of protein tyrosine kinases. *In*: Trends in protein research 2005 (ed. by Robinson J,W.). Nova Science Publishers, Inc., N.Y., 2005, p.119-131.
16) 中島　泉：レドックス分子修飾によるチロシンキナーゼの活性調節．酸化ストレス ver2．フリーラジカル医学生物学の最前線．別冊医学のあゆみ（吉川敏一編）．医歯薬出版．東京，2006，p.87-90.
17) Kato M., Takahashi M., Akhand A.A. et al.: Transgenic mouse model for skin malignant melanoma.. Oncogene 1998; 17; 1885-1888.
18) Kato M., Liu W., Yi H. et al.: The herbal medicine Sho-saiko-to inhibits growth and metastasis of malignant melanoma primarily developed in *RET*-transgenic mice. J Invest Dermatol 1998; 111; 640-644.
19) Dai Y., Kato M., Takeda K. et al.: T-cell-immunity-based inhibitory effects of orally administered herbal medicine juzen-taiho-to on the growth of primarily developed melanocytic tumors in RET-transgenic mice. J Invest Dermatol 2001; 117; 694-701.
20) Liu W., Kato M., Akhand A.A., et al.: The herbal medicine sho-saiko-to inhibits the growth of malignant melanoma cells by upregulating Fas-mediated apoptosis and arresting cell cycle through downregulation of cyclin dependent kinases. Int J Oncol 1998; 2; 1321-1326.
21) 中島　泉，戴　研，川本善之，武田湖州恵，鈴木治彦，加藤昌志：メラノーマ自然発症モデルにおける漢方の癌抑制効果．産婦人科漢方研究のあゆみ　2004; 21; 23-29.
22) 中島　泉，戴　研，川本善之，加藤昌志：十全大補湯による腫瘍特異的細胞傷害性T細胞の誘導．Biotherapy 2006; 20; 33-39.
23) Zhang Y.H., Isobe K., Nagase F., et al.: Glycyrrhizin as a promoter of the late signal transduction for interleukin-2 production by splenic lymphocytes. Immunology 1993; 79; 528-534.

● 索引 ●

欧文

B 細胞 …………………………… 91
B リンパ球 ……………………… 91
Ca^{2+} 活性化経路 ……………… 71
DNA 変性 ………………………… 66
IgG 抗体 ………………………… 91
IgM 抗体 ………………………… 91
IKK 複合体 ……………………… 67
MHC クラス I 分子 ……………… 100
n-3 系脂肪酸 …………………… 18,19
NF-κB ………………………… 67,68
NK 細胞 ………………………… 101
src 遺伝子 ……………………… 87
T_H 細胞 ………………………… 91,100
TNF-α ………………………… 21,59
Toll 様受容体 …………………… 67,96
T 細胞 …………………………… 91
T リンパ球 ……………………… 91,105

あ行

悪性新生物 ……………………… 1
アスコルビン酸 ………………… 20
アセスメントタンパク ………… 59
アポトーシス …………………… 11,47,70
アミノ酸 ………………………… 17
アレルギー ……………………… 93,97
アレルゲン ……………………… 92
アントシアニン ………………… 45
医原性栄養障害 ………………… 57

イソチオシアネート …………… 35,47
イソフラボン …………………… 16
イニシエーション ……………… 33
インターフェロンγ ………… 91
インターロイキン-1 …………… 67
インドール系アルカロイド …… 47
栄養学的治療 …………………… 80
栄養学的・薬物的アプローチ … 77
栄養管理 ………………………… 55,65
栄養飢餓 ………………………… 76
栄養サポート …………………… 55,81
栄養障害 ………………………… 55
栄養補助食品 …………………… 66
栄養療法 ………………………… 55,62
エネルギー欠乏 ………………… 57,59,76
炎症 ……………………………… 42,67,68,105
エンテロリグナン ……………… 14
オーラプテン …………………… 39
お茶類 …………………………… 8

か行

カーウェオール ………………… 11
化学発がん ……………………… 33
化学物質 ………………………… 106
核因子-κB …………………… 67
核内受容体 ……………………… 68
加工食品 ………………………… 21
活性酸素 ………………………… 66,104,105
活性窒素種 ……………………… 66
カテキン ………………………… 8,9,45

索引 115

カテプシン D	75
カフェストール	11
カロテノイド	20
がん悪液質	57
がん遺伝子	87,105
がん化	3
がん化学療法	70
感覚	80
肝がん細胞	4
環境因子	90,105
がん原遺伝子	87,110
がん細胞	1,2
間質細胞	68
がん性悪液質	2
がん性脂質異常症	8,17
感染	66,85,89
肝臓がん	99
がん胎児性抗原	99
がん転移	5
がん特異抗原	98,105
がん特異免疫	103
がん免疫	77,97,100,102,105
がん抑制	105,106
がん予防	31,32,44
含硫化合物群	47
緩和医療	62
がんワクチン療法	100,103,104
キナ酸	11
機能性食因子	49
キャベツ抽出物	21
究極発がん物質	34
キラー T リンパ球	93,100
グリシン	17
グリチルリチン	108-110
クルクミン	16,46
グルタチオン-S-トランスフェラーゼ	35
クロロゲン酸	11
血清過酸化脂質	22
ゲニステイン	45
ゲノムの複製	87
ゲノム不安定性	66
ケルセチン	45
抗がん剤	70
抗がん作用	15
抗がん物質	68
抗原	92-94
抗酸化作用	47
好酸球	93
抗体	95
好中球	91
高齢化	31
コーヒー酸	11,15,46
骨髄球	91

さ 行

再興感染症	85
サイトカイン	56,57,91
細胞間情報伝達分子	87
細胞障害性 T 細胞	79
細胞増殖	66
細胞内情報伝達分子	87
酸化ストレス	41,48,104,105
紫外線	105
自家発生がん	106
シグナル伝達ネットワーク	80
シクロオキシゲナーゼ-2	42
自己	85,90,93
脂質異常症	3,4
シスチン	18
自然免疫	77

集学的治療	81
十全大補湯	107,108
腫瘍	86
腫瘍壊死因子	21,67
腫瘍関連抗原	98
腫瘍関連マクロファージ	68
腫瘍免疫	97
小柴胡湯	107,108
情報伝達分子	96
生薬	106
食	105,110,111
食細胞	92
食作用	104
食成分	6,41
褥瘡発生率	63
食品抽出物	21
植物性食素材	32
食物環	89
神経生理学	80
ジンゲロール	16,46
新興感染症	85
スーパーオキシド	41
スチルベン類	12
生活習慣病	2
制御性T細胞	79
セサミノール	46
ゼルンボン	39
セレクチンファミリー分子	96
増殖	8,87
組織壊死	76

た 行

代謝異常症	85
代謝栄養学	55
多段階発がん	88
担がん・末期がん患者に対する輸液・栄養管理実施基準	61
タンパク質分解	69,71,76
タンパク崩壊	57
遅延型過敏反応	100
腸管粘膜防御機構	70
腸粘膜透過性	72
腸の生理機能	80
チロシン	88
テアニン	9
低酸素誘導因子-1α	68
低分子化学メディエーター	92,96
適応免疫	77
適正栄養管理	59
テルペノイド	46
転写因子	87
糖脂質抗原	100
トコトリエノール	20
トコフェロール	20
突然変異	88
突然変異誘発物質	66
トリゴネリン	11

な 行

ナイアシン	20
ナチュラルキラーT細胞	79
ニコチンアミド	20
ニコチン酸	20
認識	77
粘膜萎縮	75
粘膜炎	77
脳神経変性疾患	85
ノビレチン	39

は行

バイカリン …………………… 109
発芽玄米 ……………………… 21
発がん性ウイルス …………… 98
発がん性化学物質 ………… 98,105
発がん物質 …………………… 34
発がんプロモーション抑制活性
　　　　　　　　　　　　　　 39
非ウイルス性がん …………… 79
非栄養素 ……………………… 1
非自己 ……………………… 85,90
ヒスタミン …………………… 92
ピセアタンノール …………… 13
ビタミン ……………………… 20
ヒトの免疫系 ………………… 91
病原性微生物 ………………… 90
ファゴソーム ………………… 104
フェニルプロパノイド ……… 46
不可逆的栄養障害 …………… 58
フラボノイド ………………… 45
フリーラジカル …………… 42,66
プロセッシング ……………… 94
プロテアソーム …………… 71,76
プロモーション ……………… 35
放射線 ………………………… 105
補体 …………………………… 91
ホメオスタシス …………… 69,85
ポリスルフィド ……………… 47
ポリフェノール …………… 15,45,50

ま行

マクロファージ ……………… 92

慢性炎症 …………………… 66
メタボリックシンドローム ……… 2
メチオニン …………………… 18
メトトレキサート …………… 70
メラノーマ ……………… 107,108
免疫 ………………… 77-79,85,89,94-96
免疫グロブリンスーパーファミ
　リー分子 …………………… 96
免疫賦活剤 …………………… 103
モノクローナル抗体 ………… 100

や行

薬物代謝第Ⅱ相酵素 ………… 43
誘導性NO合成酵素 ………… 41
ユビキチン化 …………… 67,69
ユビキチン-プロテアソーム系… 76
予防性食因子 ………………… 48

ら行

リグナン …………………… 13,14,46
リソソーム経路 …………… 71,75,76
臨床症状加算式総合評価 …… 59
リンパ球 ……………………… 91
レスベラトロール ………… 12,14
ロイコトリエン ……………… 92

わ行

ワクチン ………………… 103,104

ネスレ栄養科学会議

　ネスレ栄養科学会議は，わが国の栄養科学分野の一層の振興を目的として，世界最大の総合食品会社であるネスレの支援のもとに，2005年に設立されました。

　この会議は栄養の科学と味，香りなどに対する感覚の科学を中心に，特に若い研究者の方々の研究・開発を支援しようとするものであります。

　現代の生物科学は急速に発展しており，広い意味での生物科学の一分野である栄養の科学も，大きな展開を見せております。諸種の栄養素が身体を支える仕組みが分子レベルで詳細に説明できるようになるなど，その発展は目をみはるものがあります。

　順調な成長を評価の基本としてきた従来の栄養学は，われわれの身体の機能をよい状態にすることを評価の基本とする栄養学へと急速に進展致しました。

　さらに，ヒトゲノムの全塩基配列が決定され，個人個人の遺伝的特徴を知ることができる今日，栄養学も特定のグループを対象としていた栄養学から，1人ひとりの栄養状態を判定し，適切な食事計画を設計する「個」を対象とする栄養学へと発展しております。一方，感覚の科学の領域でも，味覚レセプター，嗅覚レセプターの発見などが相次ぎ，この分野も分子レベルで急速に展開しております。

　ネスレ栄養科学会議は，このような状況のもと，わが国の新しい時代の栄養学の発展に貢献すべく，次のような活動を行います。

ネスレ栄養科学会議の主な活動
（1）栄養科学関連若手研究者への助成
（2）研究成果報告会，公開講演会の開催，並びに学会等への協賛
（3）栄養科学分野における大学や研究機関との共同研究

ネスレ栄養科学会議理事会役員
理事長　　野口　忠　　東京大学名誉教授，中部大学教授
副理事長　ピーター　バン ブラーデレン
　　　　　　　　　　ネスレリサーチセンター（スイス・ローザンヌ）所長
理事　　　阿部啓子　　東京大学大学院農学生命科学研究科教授
理事　　　森谷敏夫　　京都大学大学院人間・環境学研究科教授
理事　　　武田英二　　徳島大学大学院ヘルスバイオサイエンス研究
　　　　　　　　　　部教授
理事　　　小川佳宏　　東京医科歯科大学難治疾患研究所教授
理事　　　ピーター　ヤギー
　　　　　　　　　　ネスレ日本株式会社取締役兼専務執行役員生産本部長
理事　　　ファブリチオ　アリゴニ
　　　　　　　　　　ネスレリサーチセンター（スイス・ローザンヌ）
理事　　　アリーン　ボワセ
　　　　　　　　　　ネスレ日本株式会社執行役員ニュートリション事業本
　　　　　　　　　　部長

ネスレ栄養科学会議事務局
　　　事務局長　町田千恵子
　　　〒140-0002 東京都品川区東品川2-2-20 天王洲郵船ビル
　　　TEL：03-5769-6214　FAX：03-5769-6291
　　　ホームページ：http://www.nestle.co.jp/science/

〔著者紹介〕（執筆順）

矢ヶ崎　一三（やがさき　かずみ），第1章
　　東京農工大学大学院共生科学技術研究院　教授
　　農学博士

大東　肇（おおひがし　はじめ），第2章
　　福井県立大学生物資源学部　教授
　　農学博士

東口　髙志（ひがしぐち　たかし），第3章
　　藤田保健衛生大学医学部外科・緩和医療学講座　教授
　　医学博士

デニス　ブルイエ（Denis Breuille），第4章
　　免疫研究グループ，ネスレリサーチセンター（Immunology Group, Nestlé Research Center）

中島　泉（なかしま　いずみ），第5章
　　名古屋大学名誉教授，中部大学副学長
　　医学博士

栄養とがん

2009年（平成21年）5月1日　初版発行

監　修	ネ ス レ 栄養科学会議
発行者	筑 紫 恒 男
発行所	株式 会社　建帛社 KENPAKUSHA

112-0011 東京都文京区千石4丁目2番15号
TEL（03）3944-2611
FAX（03）3946-4377
http://www.kenpakusha.co.jp/

ISBN 978-4-7679-6141-5　C3047　　プロスト／愛千製本所
Ⓒネスレ栄養科学会議, 2009　　　　Printed in Japan
（定価はカバーに表示してあります）

本書の複製権・翻訳権・上映権・公衆送信権等は株式会社建帛社が保有します。
JCLS〈㈳日本著作出版権管理システム委託出版物〉
本書の無断複写は著作権法上での例外を除き禁じられています。複写される場合は,㈳日本著作出版権管理システム（03-3817-5670）の許諾を得て下さい。